U0030152

圖解

アスペルガー症候群（高機能自閉症）
のすべてがわかる本

亞斯伯格症
有效提升孩子人際力

暢銷修訂版

教養AS孩子最佳入門書

兒童精神科醫師
佐佐木正美／監修

臺師大特教系
教授兼特教中心主任
張正芬／審訂

申文淑／譯

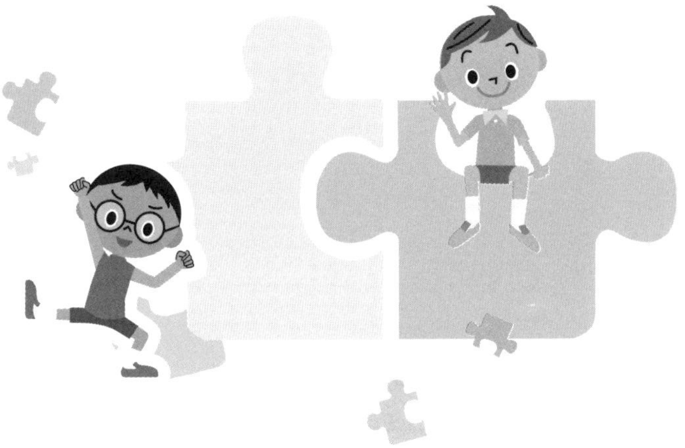

新手父母

目錄

【導讀】努力找出孩子的優勢，幫他發揮特長……7
【推薦序❶】用對的方法對待亞斯伯格孩子……11
【推薦序❷】讓有需求的家長或老師快速掌握重點……13
【推薦序❸】緊握的雙手　慢慢地放鬆……14
【推薦序❹】教您正確對待孩子……15
【作者序】營造發掘孩子潛能的環境……16
【基本知識】什麼是亞斯伯格症、高功能自閉症？……18
【基本知識】亞斯伯格症是否能治癒？……20

第一章　孩子會對哪些事感到苦惱？……21

【案例】常被周遭人視為「任性、自我的小孩」……22
【溝通障礙❶】想說什麼就說什麼，並且自顧自地說……24
【溝通障礙❷】看不懂他人的情緒反應……26
【溝通障礙❸】無法理解慣用語和玩笑話……28
【行為障礙❶】非常不喜歡身體的接觸……30
【行為障礙❷】堅持相同的路徑、相同的順序……32
【學習障礙❶】有卓越的記憶力，但缺乏想像力……34
【學習障礙❷】記不得各種運動的動作及其規則……36
【學習障礙❸】同時做兩件事便會出現混亂……38

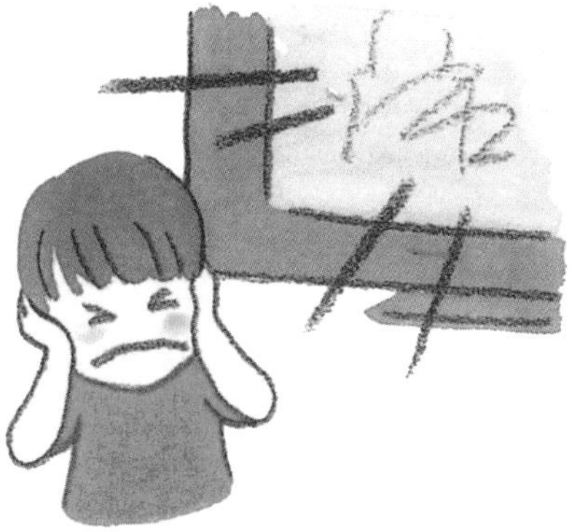

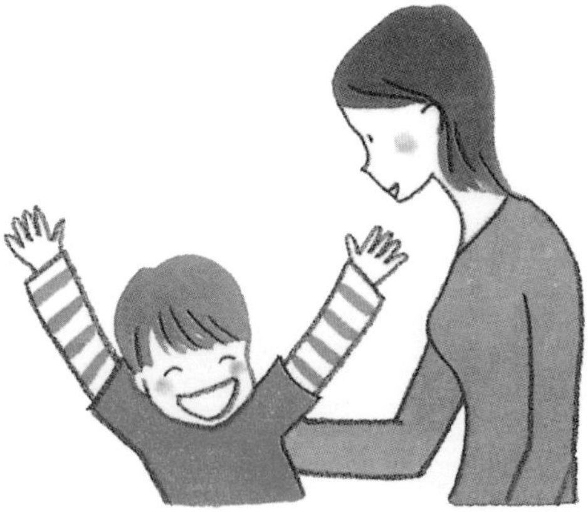

第二章 周遭人的理解可避免衍生問題

周遭人的理解可避免衍生問題……39

【案例】如何和周圍的人維持良好的關係？……40

【周圍的理解】不要想改變，重要的是接納……42

【衍生的問題】孩子的苦惱會使他自卑，並對人感到恐懼……44

【家人功用❶】要能理解孩子較不受家族喜愛……46

【家人功用❷】在適當時機讓孩子知道自己有發展障礙的缺陷……48

【家人功用❸】讓孩子的手足及同伴理解亞斯伯格症的特性……50

【同伴功用❶】不要強迫孩子參與團體活動……52

【同伴功用❷】不要默不作聲，誠實告知令人不悅的原因……54

【老師功用❶】觀察孩子的行為特徵，發掘並讚揚他的特長……56

【老師功用❷】為孩子準備可以平復情緒的地方……58

【特別關心】如何找到處境相同的人交流？……60

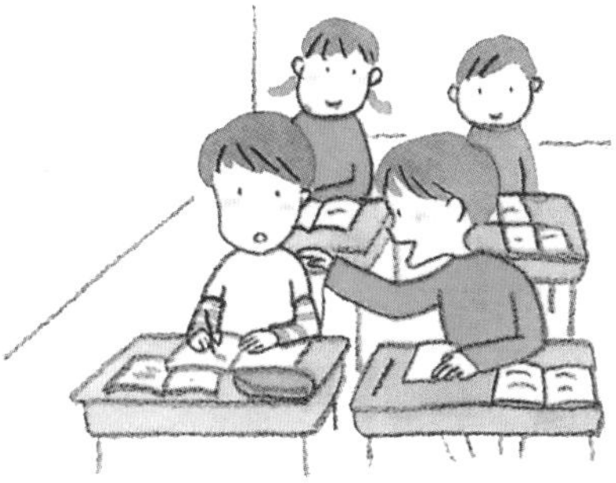

第三章 亞斯伯格症與自閉症的差異 61

【案例】我想詳細了解亞斯伯格症的特性……62
【亞斯伯格症】自閉症與亞斯伯格症沒有明確界線……54
【亞斯伯格症】消極被動或積極主動因人而異……66
【診斷基準❶】診斷名稱不足以完整指列出孩子的特性……68
【診斷基準❷】找專家諮詢，更深入地了解……70
【合併障礙❶】很多孩子也同時具有ADHD的特徵……72
【合併障礙❷】與LD、妥瑞氏症障礙也有關聯……74
【特別關心】什麼狀況下需要入院治療？……76

第四章 將環境具體圖像化能使生活更順利 77

【案例】如何減少生活上的困擾……78
【基本原則❶】一步一步具體地教導孩子……80
【基本原則❷】藉著「TEACCH」使環境視覺化……82
【對應方法❶】用圖像來幫助孩子學會生活規範……84

【對應方法❷】讓孩子學會自己檢查該帶的物品……86
【對應方法❸】用圖解清楚表示時間、空間的分配……88
【對應方法❹】不要突然大聲或突然接近孩子……90
【特別關心】如何預防孩子不良的行為？……92

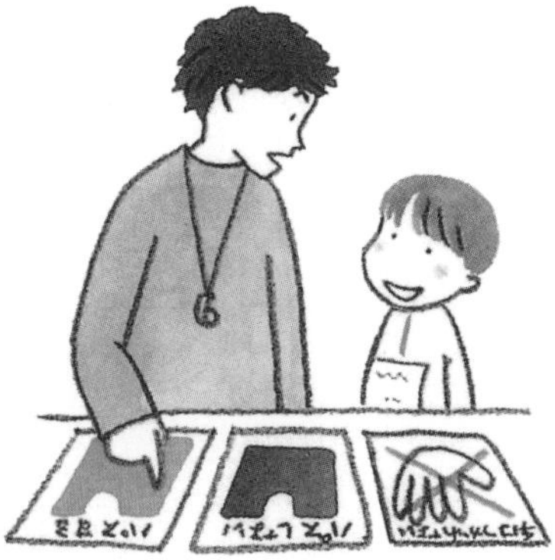

第五章 邁入青春期應做好哪些準備？

第五章 邁入青春期應做好哪些準備？……93
【案例】我很擔心孩子未來的求學和求職……94
【幼兒階段】當老師在約談中指出孩子的狀況時……96
【小學階段】特別支援教育方案使學校產生變革……98
【小學階段】最好向學校說明孩子的情況……100
【中學階段】是否參加升學考試要考量本人的意願和特性……102
【中學階段】在家中找適當機會談論有關「性」的話題……104
【青年階段】就業的可能性很高，但要給予充分的支援……106
【成人階段】獨立、結婚——新生活的注意事項……108
【特別關心】只要能想通，未來是充滿希望的！……110

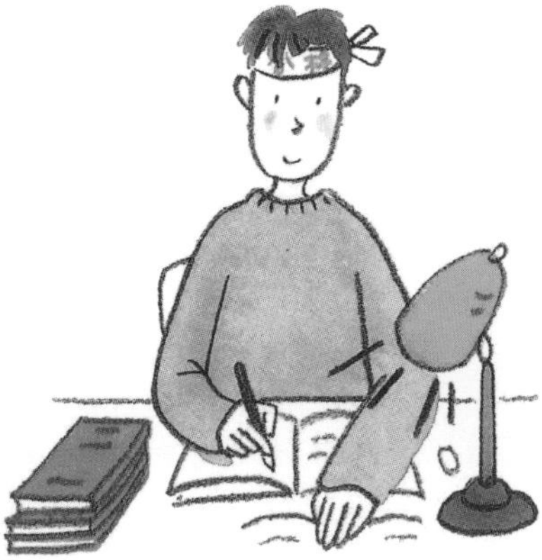

導讀

努力找出孩子的優勢，幫他發揮特長

「自閉症」一詞在國內並非陌生的名詞，尤其早年『雨人』、『終極密碼』、或近年『馬拉松小子』等國外著名影片在國內上映，造成轟動的同時也讓國人對此名詞多少有些了解。

加上民國86年修訂的特殊教育法將自閉症納入身心障礙教育的對象，自閉症在學校教育中受到的重視便日益增多，相關的教育措施也陸續推出。相較之下，與自閉症同列為廣泛性發展障礙的「亞斯伯格症」，則至近5年才開始被廣泛的討論與受到較多的關注。

鑑定與安置問題

亞斯伯格症和自閉症，尤其是智力在正常範圍的高功能自閉症有許多相似之處，造成在區別診斷上的困難，雖然國內外學者都致力於此議題的探討，但仍未達成共識，目前多傾向將兩者歸類於自閉症光譜障礙（autism spectrum disorder，簡稱）中之輕症，但不代表塵埃已落定，未來仍持續是研究的重要議題。目前在國內特殊教育的分類上，屬於自閉症類障礙。

和高功能自閉症相較，亞斯伯格症因早期在語言發展並無顯著落後現象、在生活自理、對環境的好奇心、社會適應（除社會性以外）方面也都和同齡幼兒接近，加上智力正常或在正常以上，所以雖不乏有父母覺察孩子有些特別。

但因為症狀相較輕微，家長易以年幼、家中缺乏互動對象、甚或孩子在某些方面表現優異而有意、無意避免碰觸此問題，因而錯失早期發現、早期介入的機會。等到上托兒所、幼稚園甚或國小時，可能因同儕互動不佳、規範遵守困難、遊戲技巧差、溝通方式怪異、動作笨拙等問題而被老師或其他家長所關切，進而提醒家長留意，多數家長才開始正視此問題，並接受醫療診斷或教育鑑定。

國內由於對亞斯伯格症的了解與推動較晚，故有許多亞斯伯格症者遲至國小、國中、高中、大學甚或成人時才被診斷出來，有的雖較早拿到診斷，但診斷名常是「注意力缺失過動症（ADHD）」、「學習障礙（LD）」，那是因為亞斯伯格症者常伴隨有 ADHD、LD 的問題，而國內對 ADHD、LD 較熟悉，故先被判為此二種障礙並不意外。

亞斯伯格症者除常伴隨有 ADHD、LD的問題外，更是憂鬱症、焦慮症、強迫症等精神疾患的高危險群。因此及早發現、及早診斷並留意共病問題是國內未來要努力的重要方向，本書在此部分亦有相當多的介紹可供大家參考。

亞斯伯格症者因智力多在正常範圍，教育安置主要為普通班，但因有社會性、溝通、興趣行為、學習、情緒等諸多方面的問題，因此，會視其需要提供資源班直接或間接的服務。有些亞斯伯格症學生因在某些領域表現優異而同時接受資優教育課程；也有少數學生在普通班加資源班的情況下，仍有學校適應上顯著的困難，此時可能會轉安置於較隔離的特殊教育班。也有一些學生，會因本身或家長主觀意願而選擇不接受相關服務。

國內推動融合教育已有一、二十年基礎，並在中、小學（近年並擴及高中職、大專院校）設有資源教室，提供特殊需求學生各項支持、支援服務。這和一向普設特殊學校，傾向走隔離教育的日本特殊教育體制不同。日本遲至二〇〇七年才正式於全國學校推動「特別支援教育」，並將原有的特殊教育學校改為「特別支援學校」，希望讀者在閱讀本書時能了解兩國教育制度的差異。

建構安全、理解、接納、可發展的環境

亞斯伯格症者因智力多在正常或資優範圍，對自己感興趣的學科常有優異表現，對自己感興趣的事物也能滔滔不絕，像小學究般的陳述，加上外表無任何異於他人之處，因此在出現不合宜的行為舉止時，如講話直接，不分情面、親疏；老是錯誤解讀他人話語，做出突兀行為；堅持己見，難以溝通；不服從、不守規範、好爭辯、違抗師長；情緒衝動、易怒、破壞物品；遲交作業、上課不專注、動作笨拙等行為時，家長或老師很難不嚴加管教，但嚴加管教並不會使孩子的狀況好轉，只會使他們更挫折、更焦慮不安、更火爆。

這也是為何要給予診斷、「標記」的原因。標記其實是一個中性名詞，在特殊教育領域，標記代表的是對一個屬性特質的理解及其背後所需的接納、關懷、支持與支援。當然，標記也會形成刻板印象與誤用。要隱藏障礙還是標記障礙，一直是讓人兩難的問題，需要在生態環境中做審慎的評估。

關注細節，忽視整體而致吹毛求疵，常為芝麻蒜皮小事而抓狂；聽不懂慣用語、玩笑話、反諷、暗喻而

常做出錯誤反應或令人尷尬惱火的事；缺乏想像力與彈性，無法預測改變後可能發生的事而顯得固執與僵硬；無法一次處理多個訊息而老是掛一漏萬；因感官過敏而常有過度反應，這些都是亞斯伯格症者日常生活中常發生的事。

對大多數人而言，瞄一眼、聽一下就可以了解的人情世故，幾近自動化的社會性反應，雖有變動也能立即因應的日常生活事件，對亞斯伯格症者卻非如此，他們可能費盡心力卻仍然到處犯錯，導致他們常常感到困惑、不安、焦慮，甚至生氣、抓狂。因此，亞斯伯格症者需要被理解、接納、關懷、同理、教導與支持，周遭的人必須幫助他們搭起和外界溝通的橋樑。換言之，家長、老師要成為懂他們且能為他們所信賴的人，協助建構安全且具自尊的環境。

我們可以做的事

障礙會因環境的改善而減輕。因此環境的調整為首要之務。若社會大眾對亞斯伯格症的了解增加，態度改變並進而提供必要的支持，則亞斯伯格症者的困難便會相對降低，適應能力也能因而提高。環境的調整，主要包括物理環境和心理環境二部分。諸如環境佈置、溫度、聲音、空間、受干擾情形等的調整屬於物理環境部分；親子、師生、同儕、主顧、同事互動模式的調整則屬於心理環境部分。

和亞斯伯格症者互動時，應依其年齡、能力使用他能理解的語言，若可以，應避免反諷、話中有話、過度委婉的說話方式；或簡化內容，將要表達的事情圖示化；日常生活、例行事物有所異動時應提早預告；複雜的規則或人際互動場合，可提早演練或給予分析、提示等，此外，多看他們的優點，多給與鼓勵與肯定也是很重要的。本書用簡單的圖示，清楚的舉例，詳細說明如何應用結構化、圖像化、預告、同理、引導、鼓勵的方法與亞斯伯格症者相處，這些方法不僅可有效應用於學齡階段，也可延續應用於青少年、成人期的異性交往、就業、組織家庭等場域。

不了解亞斯伯格症的人，看到他們不服從、發脾氣、強辯、口語攻擊甚或動作攻擊時，常常認為他們缺乏教養、有暴力傾向或有精神疾患，但事實上，浮在水面的冰山看似如此，水面下的卻是長期累積的不安、焦慮、恐懼、害怕、無法溝通、不知所措與憤怒。

我們常常說亞斯伯格症的孩子挫折容忍力低，但如果角色互換，將我們置於他的處境，或許就說不出這樣的評論了。所以了解行為背後的意涵很重要，周遭的人若能以傾聽、同理、關懷、支持代替糾正、批評、責怪，或許能能避免二級障礙的產生，如因衝突（親子衝突、同儕衝突、師生衝突、親師衝突）、被欺負、挫折等而引發的自卑、拒學、焦慮、憂鬱、負向思考等問題。

最後，本人非常同意作者的「與其想辦法去治療它，不如當它是孩子的優勢來看待，正視他的障礙，努力找出他的特長讓他發揮」，希望有一天我們的社會更能容納殊異，提供他們跟大家也許不一樣卻也能各自揮灑的空間！

臺灣師範大學特殊教育系教授兼任中心主任
張正芬

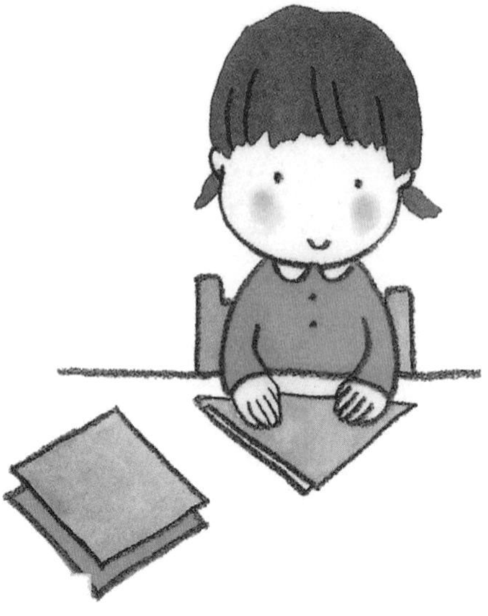

推薦序

用對的方法對待亞斯伯格症孩子

一八七九年3月14日出生了偉大的理論物理學家Albert Einstein愛因斯坦（一九二一年諾貝爾物理學獎）。但是，他從自小至大學都被老師認為是不怎樣的學生，也沒有博士學銜！甚至小學老師曾把他歸為如「遲緩兒」，相當像如今的「亞斯伯格症候群」。由於當時尚無「自閉症ASD——一九四三年Dr. Leo Kanner報告」和「亞斯伯格症候群Asperger's syndrome-AS」（註：一九四四年始因奧地利醫生Dr Hans Asperger的研究報告這疾病症狀而用他的名定名）這種個病名。亦就是說愛因斯坦得諾貝爾物理學獎後才有的病症！

我在另一本書《圖解自閉症有效提升孩子溝通力》推薦序中，亦有提到歐美先進國家的研究報告，及他們最新的檢測、療法！

用對的方法對待孩子

亞斯伯格症候群與自閉症非常相似，都有不會善用適齡語言，不會與他人溝通——無人際關係，及頑固而無功能、意義的慣性行為或動作！

但卻有常人所無或驚羨的特殊功能，如過目不忘、數學家般的天才、特殊對某種語言或語文有超級功能、第六感等。

亞斯伯格症的兒童其實同自閉症兒童般很是可愛的！只要你給他們更多一些正面向（Positive Attitude）的鼓勵與稱讚，他們將來也可能會悟出如$E=MC^2$的大理論，或成為如同類療法（順勢醫學）之父Dr. Christian Friedrich Samuel Hahnemann山姆赫尼曼一樣（7歲後才有語言，後懂得德、法、義、英、希臘、拉丁、阿拉伯、敘利亞及希伯來文呢！）

以科學醫學的方法對待他們，比用怪力亂神的亂花錢做法要有機會多了，又省下很多金錢、精神體力！一位特殊教育的碩士，特教老師釋道雲（林郁宜）就主張以行為科學教育加上科學功能醫學的方法來教養這些孩子，他們會給你們更大的驚喜與回應！

在她的很多著作中都有教導這些孩子的家長要重視學前教育，老師學校教、家長家中亦要教與配合，不要再丟給老師就了事！別忘了家庭教育占的比重重要過在學校！這本書亦剛好告訴了家長們如何在日常生活中導引他們，也不要只靠醫生、治療師！

我有很多的案例，家長用心聽從治療師、老師和醫生指示，在家亦用功執行行為指導及飲食原則的小孩，進步明顯快一些！因為他們大多有慢性IgG食物過敏反應的，千萬不要只聽不實行！

用心接納孩子，他就有無限可能

亞斯伯格的兒童典型的自閉症要容易帶一點，有些不嚴重，而有些偏向注意力缺損 ADD（Attention Defect Disorder）或注意力缺失過動症 ADHD （Attention Defect Hyperactivity Disorder），體內的毒素重金屬如鉛、汞是較低的，但對奶蛋類IgG慢性過敏有較高的比值，麥麩（小麥類）次之。

有位亞斯伯格症小四的孩子，體內對少量毒素重金屬及重度 IgG 慢性食物過敏，在飲食中家長們完全避免了那些食物過敏原，並以同類療法半年左右排除後，升上小五就完全不一樣了，非常喜愛數學及自然，於補習學制外的國二數學，居然考95~100分，補習班老師請他不要再來了，因為應屆的最好亦只不過70分左右，以免那些大哥哥大姐姐比不上而想不開！

還有位也是小五的孩子，他和他哥一般，都是亞斯伯格症孩子，有次他坐通連車來台北治療，在火車上把每個乘客在手中正閱讀的書報，一一打下，他媽媽在後面跟著一一道謙，說小孩頭腦有問題，其實他懂很多事，但到有一個男乘客前，就不打了且快速閃過。他媽咪一看，感覺那男乘客好像非善類！又有一次，他媽媽看到他被一群約4~5隻野狗追趕，差點嚇死，哪知那小孩突然轉過身對那追他的4~5隻野說：「不玩了，坐下！」，於是那4~5隻野狗全部一排坐下。

你如何接納他們、教導和治療他們，他們就有怎樣的結果！相信現代醫學科學吧，當然，現在還有些事是科學尚無法解開的！這些孩子被稱為「星兒」、「彩虹兒」、「太陽之子」是有原因的！

聖康自然醫學暨預防醫學推廣中心主任醫師
李德初

推薦序

讓有需求的家長或老師快速掌握重點

書中大多的描述是符合高功能自閉症，這群孩子是我們期待最多，教學最容易有成果的。他們多半溫和、學習能力好、能遵從指令，我們希望藉由有效的教導，讓他能在某種程度的支持之下，能夠工作、就業；能夠在某種程度的支持之下在社區居住。

至於亞斯伯格症的介紹以及他們困境的處理書中著墨較少。有些亞斯伯格症孩子的困境簡而言之是：他們處在「資優生」與「障礙者」的夾縫中卻無以適從。有組織地加強他們的社會互動能力，就能讓他們的優勢得以發揮。

彰化秀傳紀念醫院骨科主任醫師
黃穎峰

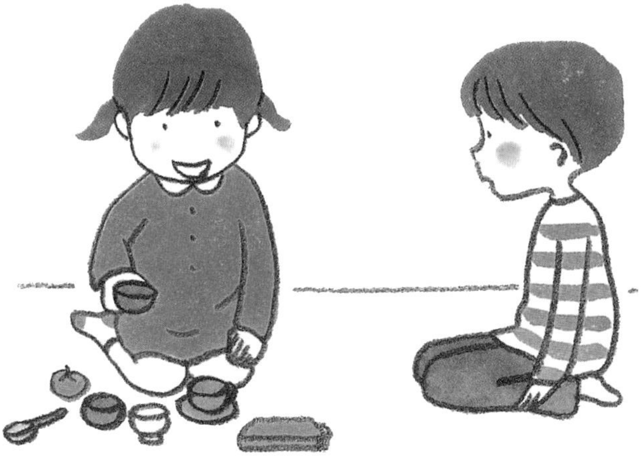

推薦序

緊握的雙手　慢慢地放鬆

望文生義，《圖解亞斯伯格症》一書就是擺脫以往文字敘述，利用大量圖說的方式讓讀者完全了解亞斯伯格症。這種擺脫抽象文字的敘述說明，可以幫助讀者按圖索驥一步步探索孩子的世界；也可以陪孩子一起閱讀，加速自我的認識。特別推薦給幼兒自閉症的父母，孩子成長過程中面臨困境帶來的壓力，《圖解亞斯伯格症》一書，引導我們緊握的雙手　學習慢慢地放鬆。

財團法人中華民國自閉症基金會執行長
劉增榮

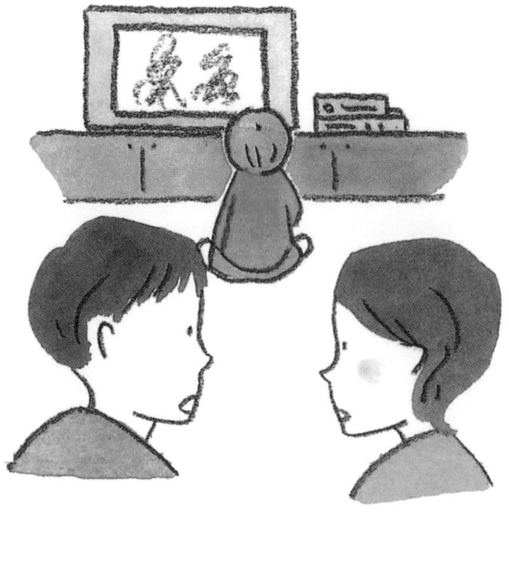

推薦序 教您正確對待孩子

《圖解亞斯伯格症—有效提升孩子人際力》是國內唯一一本的圖解亞斯伯格症教戰手冊，針對於亞斯伯格症的介紹及如何相處等內容，解析的相當清楚，讓想了解亞斯伯格症的人一目了然，是非常實用的入門書，引導您正確對待亞斯伯格兒。

中華民國自閉症總會前理事長
潘兆萍

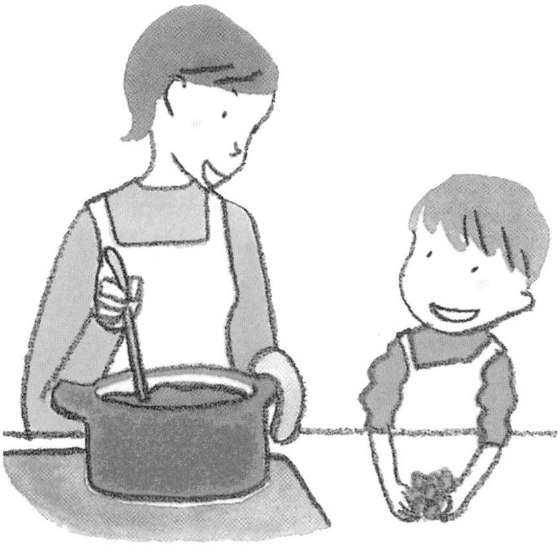

作者序

營造發掘孩子潛能的環境

亞斯伯格症是神經發展障礙的一種，可歸類為自閉症（Autistic Spectrum Disorder）中的一類。由於它並沒有明顯的語言，及智能發展方面遲緩，因此較常被忽略。

患有此症的孩子雖然說話仍然可以保持流暢，但是對於抽象的表現以及對他人情緒的推測力則相對偏弱，因此常遭到「任性自我」、「感覺遲鈍」的誤解，而患者本身也對於「為什麼他人和自己的想法總是不一樣」、「與人相處的氣氛總是不對稱」、「與人談話時也往往覺得搭不上線」而深感困擾。

這是由於亞斯伯格症患者即使智能發達、說話能力沒問題，但卻有自閉症的典型特徵——想像力、社會性、溝通能力障礙的關係。然而從另外一個角度來說，他們往往因為智能很高，也能充分表達自己想說的，但周圍的人卻無法理解，更別說能提供什麼協助或支援了，而這也是亞斯伯格症深感苦惱的原因。

亞斯伯格症與自閉症的特性和問題在本質上是相同的，但支援方式則有所不同，需要花費更多的心思。首先家屬和周圍的人一定要了解他們的特性，此外，還要求助於專家的協助，並且向患者清楚說明這種症狀的特性，這個程序對亞斯伯格症孩子也是很重要的。

如果患者本身不了解自己的特性或障礙，必定會讓周圍的人有所誤解，而造成彼此格格不入的後果，這樣會使亞斯伯格症深以為苦，產生自卑感，不喜歡上學，甚至出現攻擊的行為，落入次發性情緒障礙。

本書將告訴您如何發現孩子的困擾，如何採取適當的教養方式，並防範衍生問題的產生，亞斯伯格症的孩子幾乎都擁有卓越的能力，父母應盡力營造一個可發掘他的特殊能力、使其天賦得到發揮的環境。如果只專注於孩子的缺陷，僅僅進行治療性的修正，是十分可悲的。愛護孩子應多多吸收對孩子的人生有正面支持作用的知識，而本書就是為了這個理由而編寫的，希望對亞斯伯格症孩子的父母與師長們都能有所幫助。

什麼是亞斯伯格症、高功能自閉症？

二者都是自閉症的一種

亞斯伯格症和高功能自閉症都是屬於「廣泛性發展障礙」，在醫學診斷名稱上，都是以自閉症來表述，並且二者的特徵也相同。

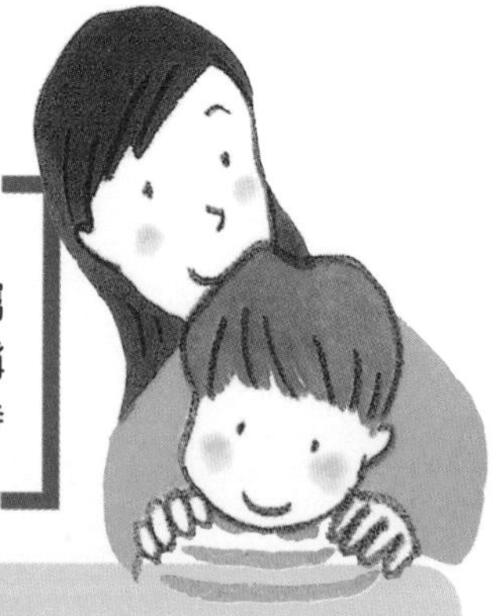

廣泛性發展障礙

亦指多方面的發展都出現遲緩，特別是人際互動能力較為不足，此外就是有行為違常的問題。

亞斯伯格症

特徵與自閉症相同，但語言能力發展正常。由於能夠正確使用語言，且智力多半偏高，因此被歸類為高功能自閉症。

自閉症

因腦部的神經傳導功能有某種異常所引起，與他人的互動能力、感覺及認知方面有發展障礙。診斷名稱依智商（IQ）高低分為高功能、中功能、低功能三類。

廣泛性發展障礙所表現的臨床症狀很多樣，不是單一的症候。包括：雷特障礙、幼兒期崩解障礙等自閉症以外的障礙。

雖有自閉症的特徵，但語言發展良好

「亞斯伯格症」和「高功能自閉症」，雖然在診斷的名稱上不相同，但特徵卻十分相似。兩者都是屬於自閉症的一種，他們在想像力和社會發展力較為遲緩，但由於認知發展方面沒有異常，所以與一般的自閉症並不相同。

由於許多專家也無法將二者做出明確區分，再加上出現的問題大致類同，因此在對應方式上也就大同小異了。

本書使用名稱以「亞斯伯格症」為主，但其表現亦包括了「高功能自閉症」。

註：若欲詳細了解自閉症，請參看新手父母出版之《圖解自閉症》（佐々木正美監修）。

因說話沒問題，障礙不易被發現

亞斯伯格症的孩子說話仍可十分流暢，所以在幼兒期並不會被發現人格發展上有任何問題。但也正因如此，反而容易錯過正確療育的黃金期，甚至經常遭到同伴的誤解。因此，父母、老師對於孩子的困擾，具備有敏銳的觀察力是很重要的。

行為表現的3個特徵

亞斯伯格症是一種沒有語言障礙的自閉症，但自閉症特有的溝通障礙、認知障礙會潛藏於語言中，有時會因此造成困擾。

缺乏社會性

較不容易與人建立關係，不喜歡他人靠近，還有跟初次見面的人無法正常進行交談，與社會有較大的距離感。

- 進行團體活動時，表現出不受規範的樣子。
- 在沒有惡意的情況下，突然對同伴口出惡言。

交談常出錯

雖然懂得各個語彙的意思，但卻無法正確使用，經常誤解別人的話，或是在回答問題時答非所問。

- 不針對問題回答，但很勇於發言。
- 說話不合宜或使用過分客氣的語詞。

缺乏想像力

無法運用想像力及彈性思考與他人互動。面臨非預期的狀況時，經常會表現出急躁混亂的情緒。

- 行走在與平日不同的路上時會感到恐懼。
- 如果事情不照著預定的模式進行就會發怒。

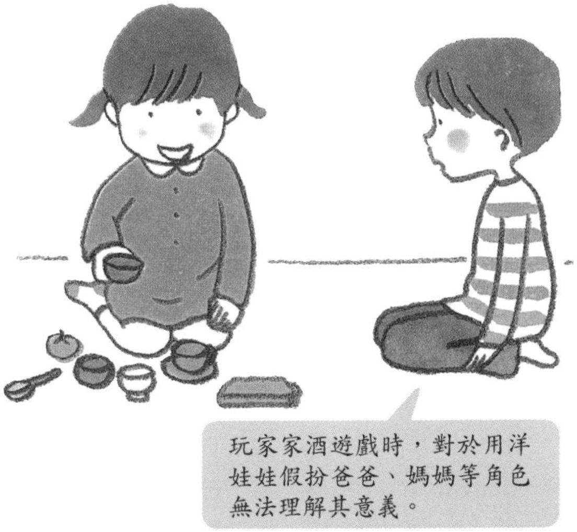

玩家家酒遊戲時，對於用洋娃娃假扮爸爸、媽媽等角色無法理解其意義。

亞斯伯格症是否能治癒？

面對這樣的孩子最重要的不是治療，而是正視他的障礙，努力找出他的特長並予以發揮，才能幫助孩子提高生活的品質。

不要給孩子貼上「亞斯伯格」的標籤或是以它為框架去限制孩子。首先，父母要接納孩子的現實樣貌，順應他的性格，耐心陪伴。周遭人的支持與包容，能使亞斯伯格症的孩子感到安心，進而使情況逐漸好轉。

順應孩子的性格是最好的相處之道

每個孩子都有與生俱來不同的特質，就算是亞斯伯格症的孩子其性格和特質也不盡相同，因此大人們應找出最適當的對應方式。

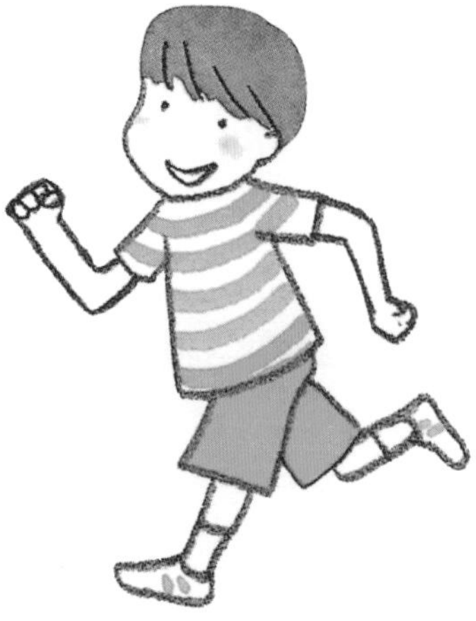

與其談「治療」不如談「對應」

亞斯伯格症是一種發展障礙，而不是一種疾病。這樣的孩子大多是缺乏想像力和社會發展力，但在記憶力和精確性則是十分優異。從這個特點分析，與其說該想辦法去治療它，不如將它當作是孩子的一項優勢來看待。

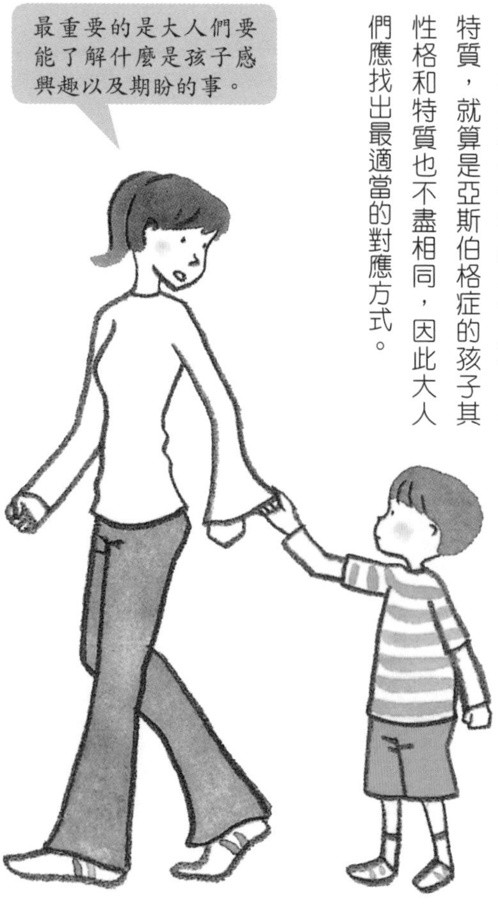
最重要的是大人們要能了解什麼是孩子感興趣以及期盼的事。

第1章

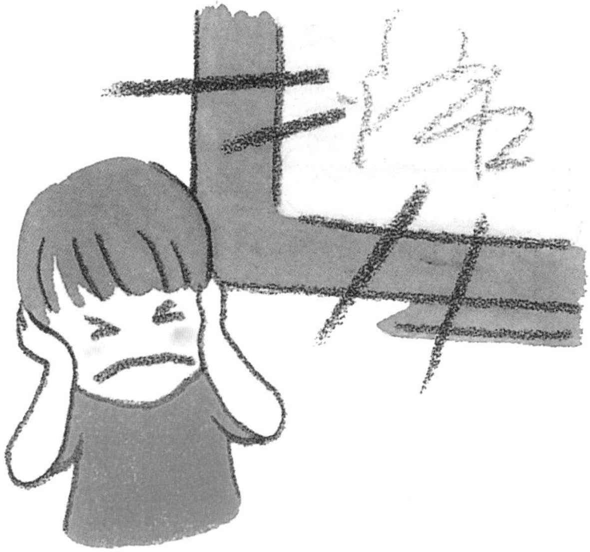

孩子會對哪些事感到苦惱？

亞斯伯格症的孩子，
在學習與運動方面較為吃力，
由於經常在反應上跟不上同伴，
因此會深感苦惱。
本章將說明孩子苦惱的因素有哪些？
並提供正確的解決對策。

案例

常被周遭人視為「任性、自我的小孩」

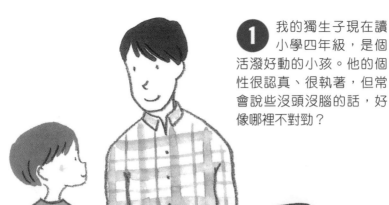

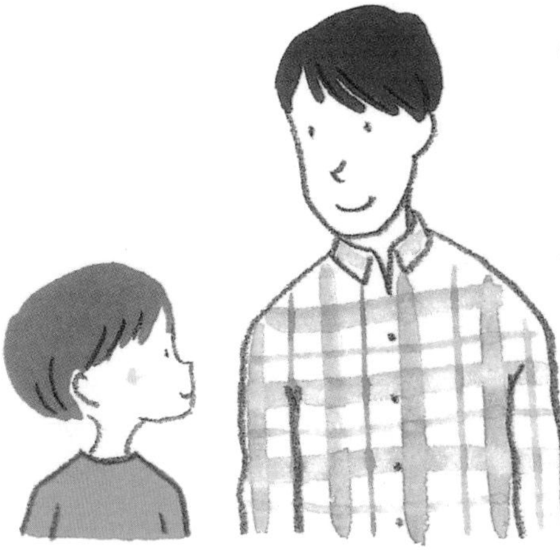

❶ 我的獨生子現在讀小學四年級，是個活潑好動的小孩。他的個性很認真、很執著，但常會說些沒頭沒腦的話，好像哪裡不對勁？

❷ 我的孩子總是想到什麼就做什麼，常給人製造困擾。我不止一次因孩子出狀況被叫到學校去，真的很擔心。

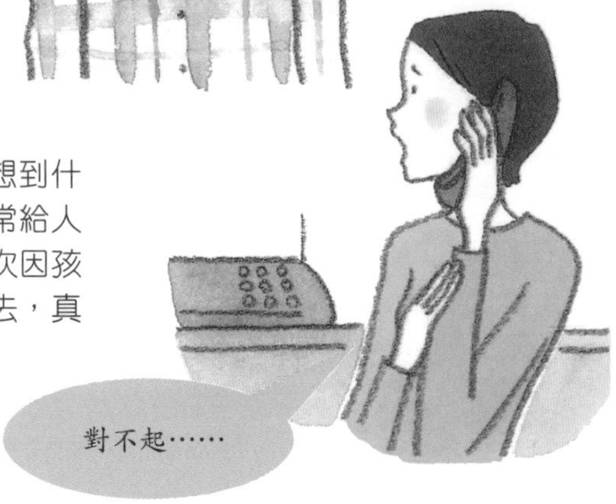

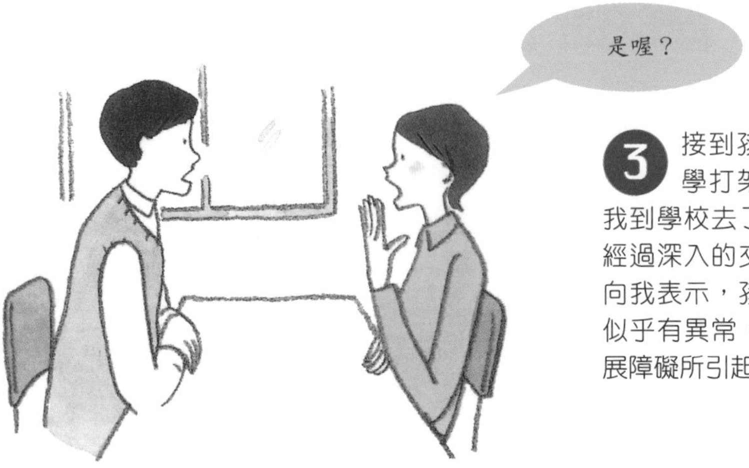

❸ 接到孩子又和同學打架的通知，我到學校去了解狀況。經過深入的交談，老師向我表示，孩子的行為似乎有異常，可能是發展障礙所引起。

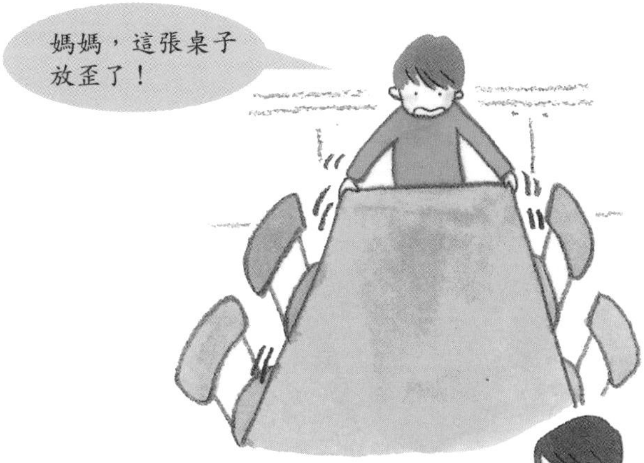

4 雖然孩子的行為舉止和過去有些不同，但說是發展障礙，還真教我無法接受。孩子雖常對芝麻小事吹毛求疵，或是對自己感興趣的事較偏執，但這只是他的個性吧！

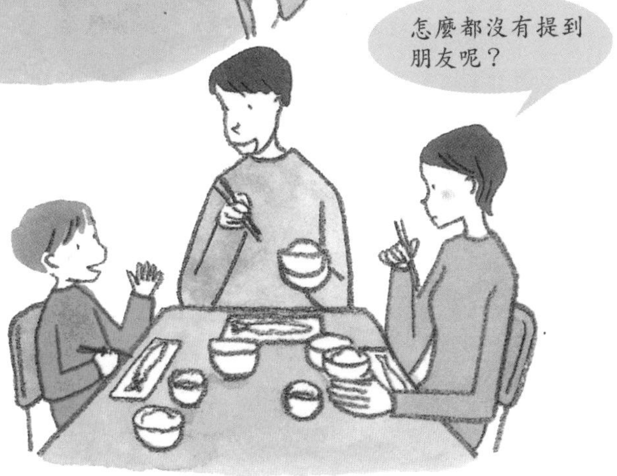

5 難道沒有什麼朋友與發展障礙有關嗎？我的孩子在與人互動方面確實有困難。一般來說，每個孩子總會有三五好友吧！但我的孩子……，我開始擔心……。

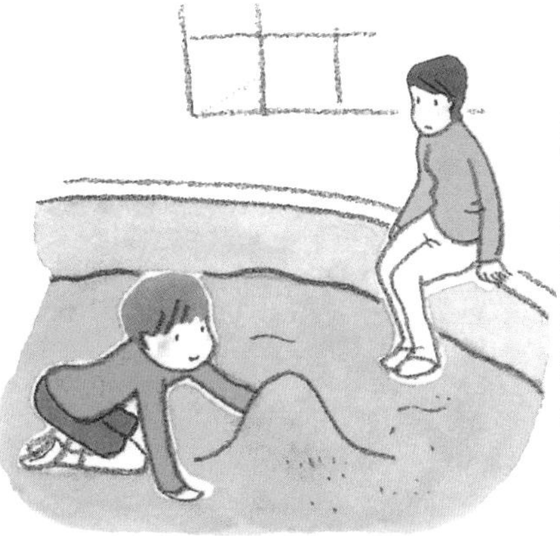

6 老師對我說：「你的孩子可能有亞斯伯格症。」天哪！亞斯伯格是什麼？我該怎麼辦？這突如其來的訊息使我心煩意亂。

事實與迷思

孩子的行為是不是有什麼問題？如果真的是亞斯伯格症，我該怎麼辦？

溝通障礙
1

想說什麼就說什麼，並且自顧自地說

亞斯伯格症的孩子，常常無法與說話的對象順利地溝通。他們往往不聽對方說話，只是不停地說自己想說的。

常見的困擾 **一開始說話就停不下來，若被制止會發脾氣**

譬如說到喜歡的電視節目，就會一直說個不停，如果有人打斷或插話就會怒吼生氣。即使造成他人的困擾，還是持續地說下去。

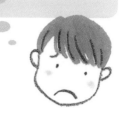

說話讓我覺得很快樂，我並不是想惹人厭啊！

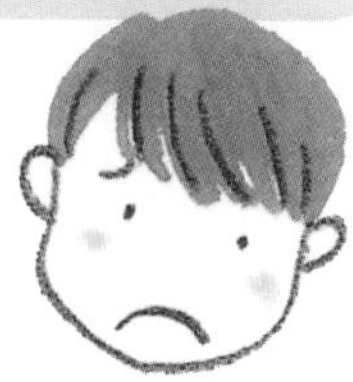

喜歡的事容易入迷

覺得自己做任何事都是正確的，認為熱衷於自己喜好的事沒有什麼不對，但對於別人的感受卻很遲鈍。

過分投入自己的喜好

經常將注意力完全集中在自己喜歡或感興趣的事物上。但也由於過分專注，因此容易被周遭的人排斥，變成孤立的個體。

- 一直自顧自地說話，並要求他人理解。
- 和同伴在一起時，不懂得等待。

眼裡沒有他人的存在

對於玩伴的情緒反應毫不在意，或是無法察覺對方的感受。

- 同伴感到困擾仍不知不覺。
- 無法聆聽同伴說些什麼。

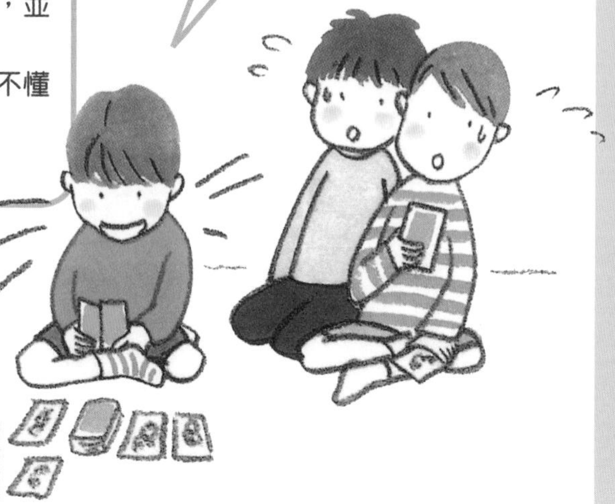

熱衷於玩卡片遊戲，不停地自言自語，對於身旁的同伴置之不理。

解決對策　讓孩子清楚知道何時該說話、何時不該說話

孩子擁有自己的興趣當然是件好事，但要教導孩子如何控制講話的欲望，譬如讓孩子分辨出什麼時間、什麼場合可以開口說話才是最適當的。有時用文字、圖畫或照片等輔助工具比口頭說明更有效果。總之，要清楚地告訴孩子說話的禮儀，並在不降低其說話欲望的前提下，幫助孩子忍住說話的衝動。

違規則先不回答問題

如果孩子在約定以外的時間說話，先不要回答他，以訓練他等待的忍受度。

約定說話的時間

和孩子約定可以說話的時間，譬如下課時、節目播完後，慢慢拉長孩子有話就想衝口而出的欲望。

擴展其他的興趣

積極引導孩子談論自己興趣以外的事，以協助他找出新的嗜好，擴大關注的範圍。

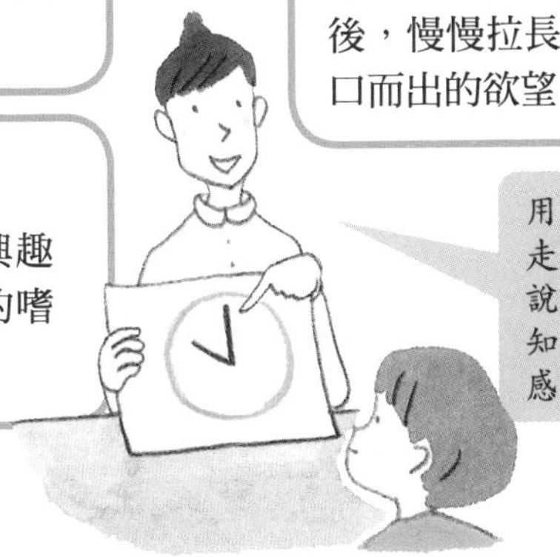

用圖片表示「指針走到這裡時就可以說話了」，讓孩子知道等待的底限而感到安心。

興趣非常狹窄 著迷於特定事物

亞斯伯格症孩子的特徵之一是感興趣的事和所關心的事物都極為狹窄，並且會將注意力集中於某一特定的點，除此之外幾乎都漠不關心。

就以看電視來說，他可能會特別注意節目中某個無關緊要的細節，譬如某個道具，或是某個日期，但是無法與人談論相關的熱門話題，或是對整個節目有個全盤的了解。

經常旁若無人，喜歡單獨行動

亞斯伯格症孩子會特別著迷於某些特殊的興趣，而且這些興趣會占據他很多的時間，與他人對話的主題也大多圍繞著這些東西，完全不顧他人的存在。

有的孩子甚至會對老師的話充耳不聞，自己做自己的事，而這與他們習慣專注在自我的世界有關。父母、師長在面對這樣的狀況時，千萬不可惱怒，應耐心教導孩子如何與人建立良好的互動關係。

溝通障礙
2

看不懂他人的情緒反應

當有些事不方便直接說出口時，一般人會選擇用委婉的方式或態度來表達。但亞斯伯格症的孩子無法做到，同時也不理解別人所要表達的意思。

常見的困擾　不理解為什麼會受到責備，並且說出不合乎場合的話

譬如當孩子整個人沉浸於某個遊戲中，經過幾次提醒仍然心不在焉，此時如果大聲制止，他會茫然不知地反問：「怎麼了？」，似乎對他人的憤怒完全無法理解。

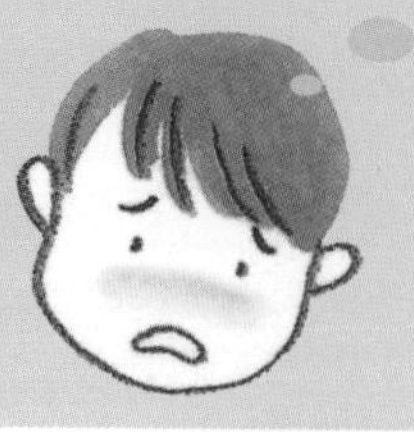
幹嘛？突然那麼大聲，對我吼叫？

不理解他人的表情、肢體語言

除了語言之外，我們還可以從別人的表情或肢體傳達來明白他的意念與情緒。譬如當對方面帶微笑或手舞足蹈時，可以推知他很高興，但亞斯伯格症的孩子則很難理解這些行為所代表的意義。

聲　調

我們可以從他人說話的聲調來感覺對方的情緒起伏，但亞斯伯格症的孩子較不具備這樣的能力。

- 即使對方語調平和，仍然會感到害怕。
- 當對方氣急敗壞、破口大罵時，也沒有反應。

表　情

不能由他人的眼睛或嘴唇的動作來了解對方的喜怒哀樂，無法解讀出別人表情的變化。

- 即使對方怒不可遏也渾然不知。
- 當對方開懷大笑時，也不懂得笑顏以對。

動　作

不理解他人點頭或搖頭等肢體語言所代表的意義，本身也不會使用肢體表達自己的情感。

- 對他人的肢體語言沒有任何反應。
- 甚至不會用擺手表示自己不同意。

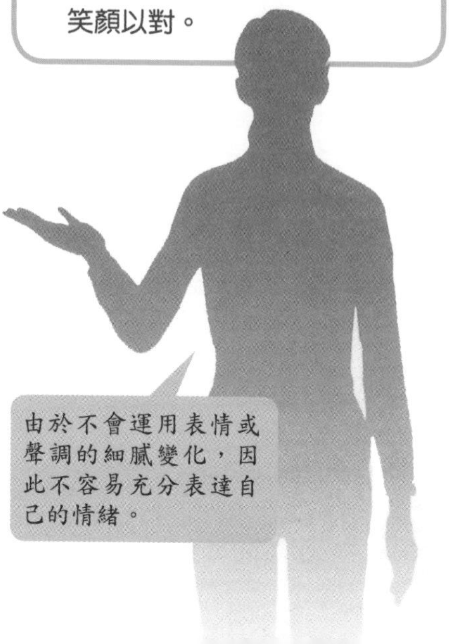
由於不會運用表情或聲調的細膩變化，因此不容易充分表達自己的情緒。

無法理解「意在言外」的表達方式

當有人到家裡來作客，主人覺得時間差不多了，不會對客人直說「你該回家了」，而會用委婉迂迴的方式暗示對方。此時，主人說的話表面上無關主題，但卻別有用意，在表情和態度上也會有所隱藏。

開始吸收社會經驗的孩童，會藉著觀察大人們的互動，累積察言觀色的能力，但亞斯伯格症的孩子則不容易理解他人「意在言外」的涵意。

如果明確地傳達，孩子仍可理解

亞斯伯格症的孩子對複雜的感情表現比較難以理解，但他們很容易藉著直接的語言來吸收訊息，因此，對這樣孩子，盡可能用語言清楚地傳達意向。

用語言傳達時要明確而簡短，並輔以表示情緒的表情和手勢，幫助他們可以理解別人肢體語言所代表的意義。

解決對策 **將孩子應該理解的事，用具體的方式傳達給他**

一味要求孩子以聲調的變化或手勢來委婉表達自己的想法，反而會使他無法表現出自己真正的意思。最好是在日常生活中，隨時留心孩子的行為表現，適時地提醒，必要時可以用圖畫或文字等具體的方式，慢慢教導孩子如何讀出別人的表情。

教孩子不要只用動作表達

避免讓孩子不說話、只用動作來表達意見，要教導他以動作為輔助、用語言讓人理解自己的想法。

教孩子了解表情的意義

譬如嘴角向上提表示高興，向下撇表示生氣，具體說明各種表情所代表的意義。

不以迂迴的方式對孩子說話

譬如要孩子停止玩遊戲就直接說「不要再玩了」。

不要用「一會兒要吃飯了」這類含糊不清的用語，以免孩子誤解。

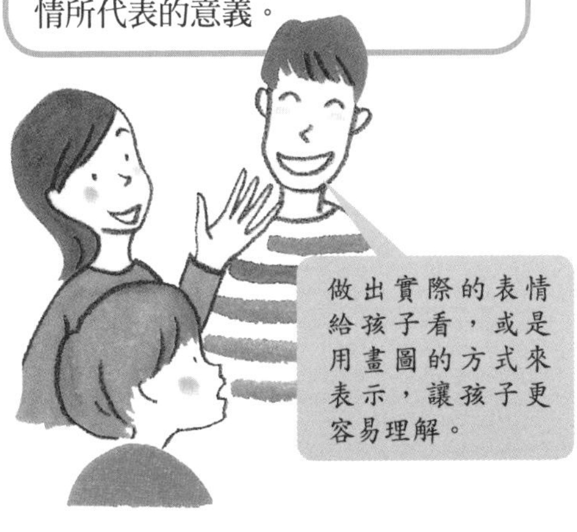
做出實際的表情給孩子看，或是用畫圖的方式來表示，讓孩子更容易理解。

溝通障礙 3

無法理解慣用語和玩笑話

孩子成長到五歲或十歲時，溝通能力逐漸增強，並且會開始使用慣用語或講笑話，此時，亞斯伯格症的孩子與人對話會出現問題。

不能理解話語的真正意思

我們與人交談時，不見得每次都有什麼重要的話題，有時彼此只是無關緊要的閒扯，或開開玩笑，甚至是形式化的問候或打打招呼。

但亞斯伯格症的孩子卻會對這種閒聊、問候或一些慣用語非常認真地看待，也由此產生出誤解。他們往往不能想像他人話語中的真正涵意。

不要逃避與人對話所存在的問題

雖然亞斯伯格症的孩子不完全明瞭他人的真正想法，但若用心教導他們詞彙的意思，仍然可以讓他在與人對話時，了解慣用語和玩笑

對於延伸用法無法對應

無法藉著字詞的意義了解他人說話的意思，當對話中夾雜有慣用語、成語或玩笑話時，就聽不懂對方說什麼，而要經過說明之後，才能夠完全理解。

玩笑話

對類似「我三秒就可以飛到學校」這種玩笑話會很認真地相信。不能理解旁人帶有誇張意味的語言。

慣用語

不能理解「三隻手」、「順手牽羊」等具有字面以外意義的慣用語。頻繁使用一些不自然的語彙。

禮貌用語

在需要表現禮貌的場合不使用禮貌用語，卻在不必要的場合過分地客氣。不會隨著所處的環境調整說話的方式。

特殊用語

不能理解「加油！」「小心！」這類將每個字單獨來看就失去意義的語詞。

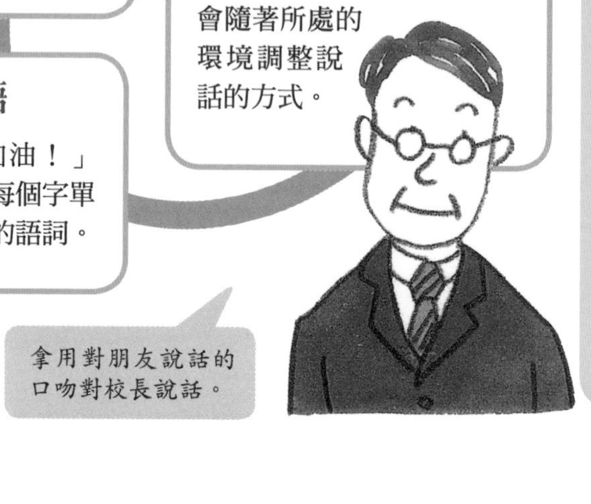

話，然後進一步讓他們理解他人話語背後的意涵。

總之，最重要的是要細心觀察孩子遭遇到什麼樣的困擾，耐心地從旁協助，以避免孩子受到不必要的困惑。

常見的困擾　對「有頭有臉」、「橫跨世界」這類語詞，因不知其意而感到困惑。

不理解「有頭有臉」真正的意思，甚至覺得很驚恐，還會不停地問「不是每個人都有頭和臉嗎？」對「橫跨世界」之類的詞也會覺得不可思議。

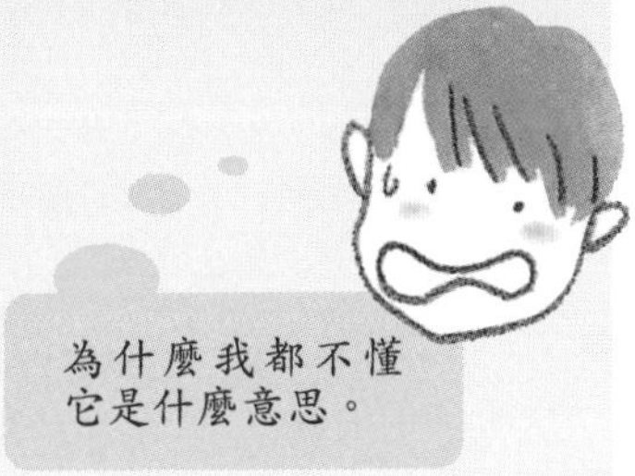
為什麼我都不懂
它是什麼意思。

解決對策　不可有過度反應，教他改正錯誤即可

當亞斯伯格症的孩子不能正確表達意思，或遣詞用字出現異常狀態時，周遭的人對他譏笑或責罵，將會造成非常大的打擊。此時，父母或師長應耐心教孩子正確的對應，以協助他慢慢改善。

教導孩子語詞的含意

用對話方式讓孩子了解慣用語和成語。教的時候不要注入情感表現，而是採用平實的方式。

對孩子說話不拐彎抹角

對孩子說話時不要用誇張的語詞，或用開玩笑與拐彎抹角的方式表達，如果是在開玩笑也要說明清楚。

孩子出錯時，切莫嘲笑他

孩子出錯時，受到嘲笑會感到有挫折感，甚至因賭氣不肯改正過來。周圍的人要以平常心看待他們的錯誤。

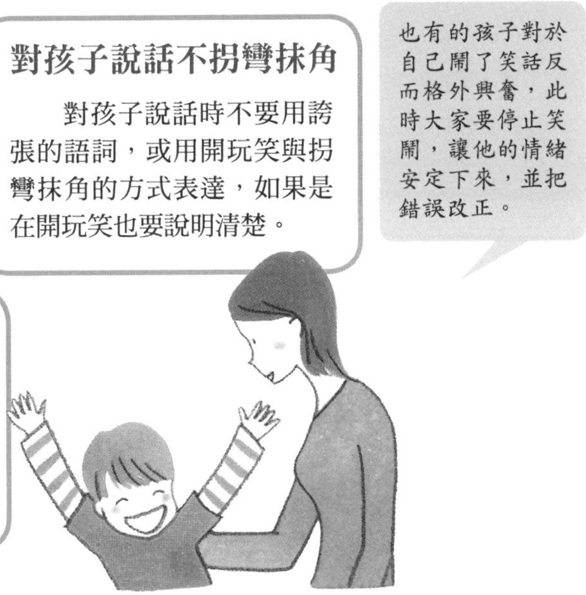
也有的孩子對於自己鬧了笑話反而格外興奮，此時大家要停止笑鬧，讓他的情緒安定下來，並把錯誤改正。

行為障礙 1

非常不喜歡身體的接觸

廣泛性發展障礙的特徵之一是對某些事物有特別強烈的感受，障礙者本身也不知道真正原因，只有違常的感覺。

因感覺太敏銳而苦惱

每個人都有自己不喜歡的聲音，或是不太喜歡被某些人碰觸身體，而亞斯伯格症的孩子在這方面更為顯著，例如：聽到不喜歡的音樂或是機械的聲音，就會覺得非常痛苦。

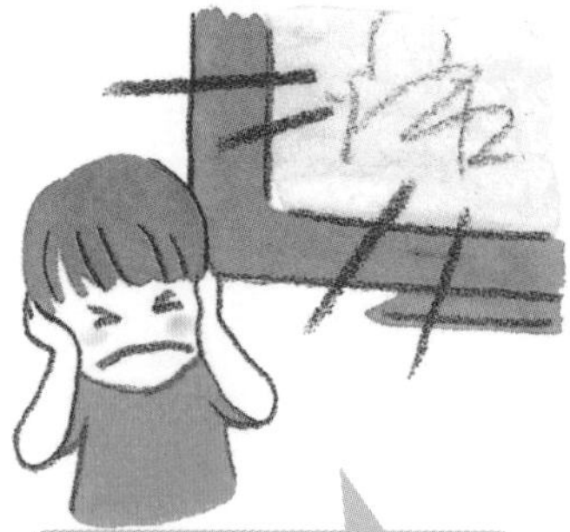

感覺過敏的徵狀因人而異，有的人是幾種感覺混在一起。

觸 覺

無論是觸碰其他物品或是被觸碰，都會有十分強烈的反應，有的孩子甚至對親人的觸碰也十分排斥。

- 不喜歡洗澡、洗頭。
- 不喜歡雙手黏糊糊的感覺。

聽 覺

大部分孩子對聲音非常敏感，這並非是耳朵方面有障礙，而是感受的問題。

- 不喜歡太大的聲音。
- 聽到機械的聲音感覺不舒服。

其 他

視覺、嗅覺、味覺都和一般人不太一樣。孩子對各種感覺有什麼特殊性，可以從對話中慢慢了解。

- 對進入視野的東西會一直盯著看。
- 除了特定的食物，不吃其他東西。

常見的困擾

頭髮或皮膚只要稍微被觸碰，就會嫌惡地抓狂吵鬧

無論是早上起床洗臉或晚上洗澡時，只要身體被他人觸碰，就會表現出極端的嫌惡反應。平日要避免握他的手或撫摸他的臉。

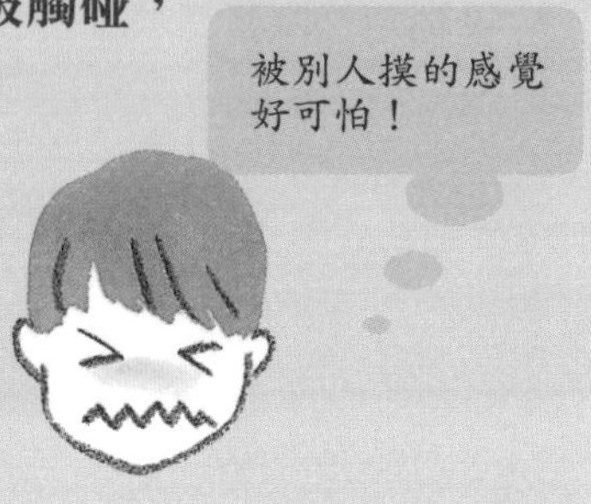

解決對策　觸碰孩子身體前應事先告知

日常生活中，父母不太可能完全不與孩子有身體方面的接觸，但要亞斯伯格症孩子勉強接受，會使他受到侵略性的傷害。周圍的人要能體諒孩子有此方面的困擾，最好是在觸碰前，預先口頭告知，或是繪圖表示，讓孩子漸漸習慣此動作的意義。

讓孩子自己動手做

教孩子學會自己洗頭、洗澡，讓他調整出自己喜歡的方式。

避免突然觸碰孩子

不要唐突地與孩子接觸，可以先發出聲音，然後進入孩子的視線範圍，再慢慢地接近。

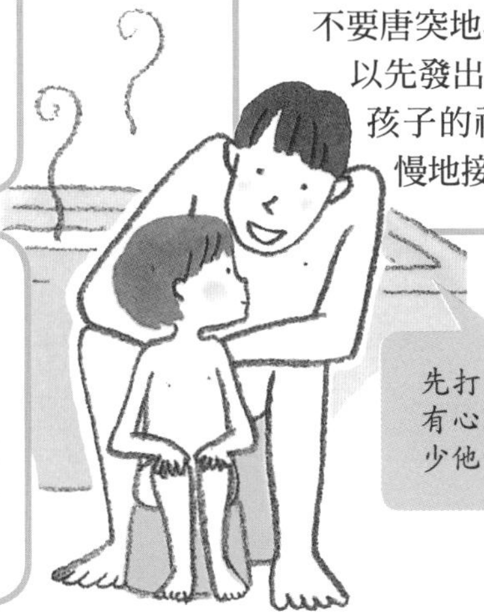

先打聲招呼，讓孩子有心理準備，可以減少他的反抗。

讓孩子漸漸習慣

從孩子可以接受的事開始，譬如先只短時間觸摸手部，讓孩子減少反抗，使其逐漸習慣彼此間的互動方式。

每個障礙者各有獨特的感覺

在嚴寒的冬天裡，有的人衣衫單薄卻不覺得冷，有的人即使躲在溫暖的室內依然冷地發抖，這是因為每個人對冷熱的感覺不同的緣故。

像這種感覺的差異，在亞斯伯格症孩子的身上尤為明顯。如果沒有意識到這些狀況，對未來生活將會產生困擾。

本人沒有自覺，因而帶來許多困擾

亞斯伯格孩症的孩子特別是聽覺和觸覺十分敏感。例如：聽到電視機發出的聲音就顯出嫌惡的神情，或是當別人想觸摸他的臉頰時，立即快速躲開——諸如此類的排斥反應經常可見。

很多亞斯伯格症孩子會被誤認為非常神經質，事實上這是發展障礙的特徵之一，他本身也因不知所以然而深感困擾。需注意的是，不要強求孩子接受他所不喜歡的事，而要順應孩子的感覺。

行為障礙 2

堅持相同的路徑、相同的順序

亞斯伯格症孩子常見的障礙之一為，走路時一定要依照過去走過的路徑順序進行。如果所走的路徑順序和以前不同，就會因為產生不安而害怕前進。

常見的困擾 如果是走和過去不一樣的路，會停在原地不肯前進

如果平日走的道路施工，必須改道前進時，亞斯伯格症的孩子會直接抗拒，甚至當場大聲哭鬧。只要是和過去的習慣不同，他們都很難接受。

要去一個陌生的地方，我好不安啊！

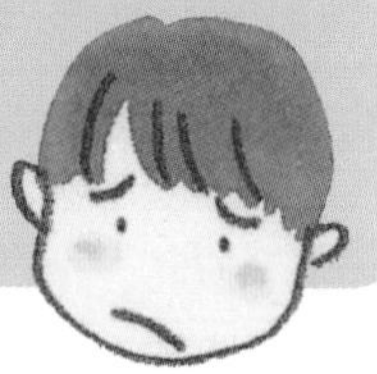

對於非預定的事感到很困惑

如果作息和過去的規則相違背時，亞斯伯格症的孩子會感到困惑和不安，甚至恐慌。當預定的事有所變動時一定要特別注意。

例行的生活

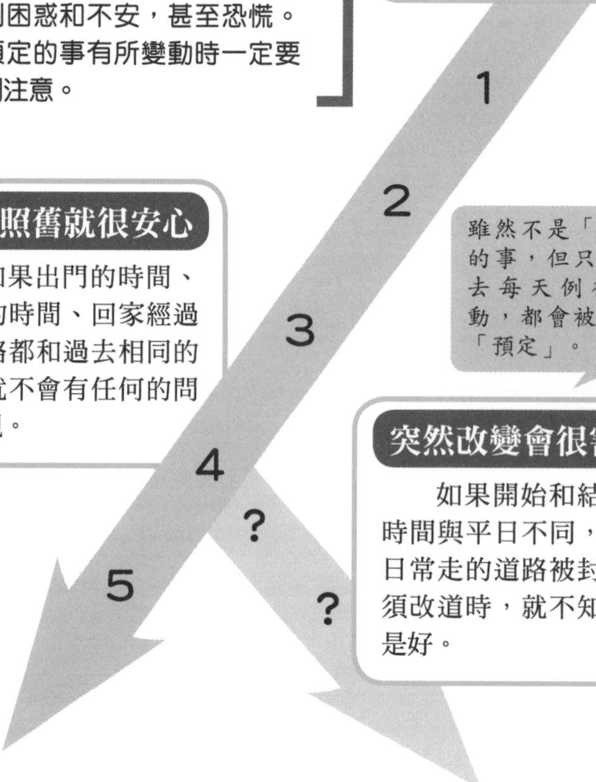

一切照舊就很安心

如果出門的時間、放學的時間、回家經過的道路都和過去相同的話，就不會有任何的問題出現。

雖然不是「預定」的事，但只要是過去每天例行的活動，都會被視為是「預定」。

突然改變會很害怕

如果開始和結束的時間與平日不同，或是日常走的道路被封閉必須改道時，就不知如何是好。

解決對策 將預定的活動寫在紙上，事先向孩子說明

如果已經知道預定的事有所變動，要寫在紙上，向孩子說明。如果是臨時性的緊急變更，也要預先讓孩子知道，並且具體地告訴他接下去要如何進行。

告訴孩子要經過哪些地方

如果要改走和以前不一樣的路，先花點時間讓孩子情緒穩定下來，並告訴他會經過哪些地方。

讓孩子看作息表

運用文字、數字、圖畫製作作息表，讓孩子可以預知要做的事而感到安心。

改變家中陳設 讓孩子一同參與

當家中陳設位置改變時，孩子會感到很困惑。不要在沒有告知孩子的情況下，逕自改變家具的擺放位置。

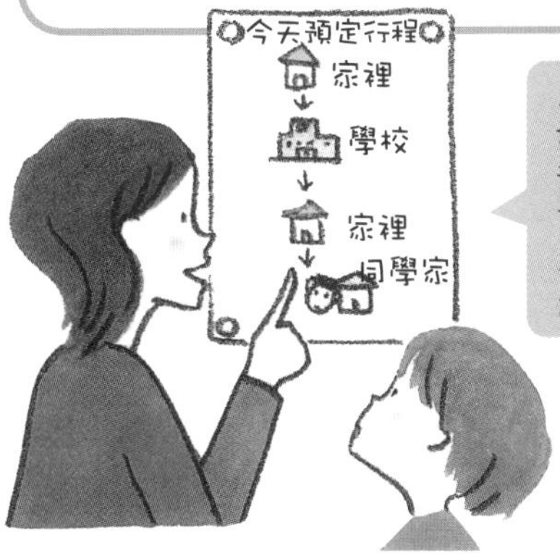

用圖畫向孩子說明「今天的預定行程」，可以消除他的不安，展開有活力的一天。

認知有障礙，對細小事物格外偏執

每當日常活動的進行順序有變動時，亞斯伯格症的孩子就會感到非常困惑，這是因為他們想像力及彈性不足、認知有異常的關係。

對一般人來說，當原本預定好的事有所變化時，可以想像後續的發展而不致害怕，但亞斯伯格的孩子因為無法想像從未經歷過的事，因此會變得很混亂。此外，由於只接受一種固定的排程，造成認知上的偏差，也是產生混亂的原因。

如果預先說明，可以減輕障礙

引起混亂的主要原因其實只是「狀況和平常不同」。譬如走路的順序、做事的程序、家具的擺放位置、器皿的使用方式等，這些異動都會引起這樣的結果。

再小的事情，如果在做法上和過去有些微的不同，最好要事先告訴孩子。

學習障礙 1

有卓越的記憶力但缺乏想像力

亞斯柏格症的特徵中有優點也有缺點。他們的記憶力通常很好，但沒什麼想像力，這會對學習造成影響。

優勢與劣勢科目十分明顯

亞斯伯格症孩子大多有某個科目特別擅長，例如：文字、計算、背誦都十分精確。雖然每個孩子的特長不盡相同，但絕大部分記憶力都十分優異。

優勢項目

對於需要大量記憶或是有固定規則的科目都表現得超乎一般人的想像。

- 記憶艱難的國字。
- 解開需要計算的問題。
- 背誦歷史年號、地名。
- 解開有公式可運用的問題。
- 學習有規則可循的科目。

劣勢項目

由於想像力及社會性有發展障礙，因此一些需要自由發想，或是靈活應用的科目都表現得相對較差。

- 閱讀需要思考性的文章。
- 寫作有主題的作文。
- 進行自由研究。
- 解開應用性的延伸問題。
- 提出沒有固定規則的發想。

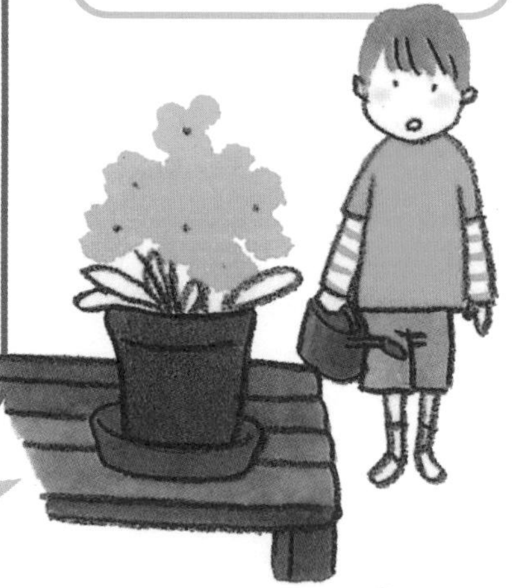
能夠記憶大量的花名，但是當花朵快要枯萎時，卻不知道如何處理。

常見的困擾　對喜好的事物展現出驚人的記憶力

在學校課業方面，可能沒有特別突出的科目，但如果喜歡記憶電視節目表的內容或是鐵路各站的站名，就可以精準無誤地記住。此外，一些艱深的國字或是英文單字也能輕鬆牢記。

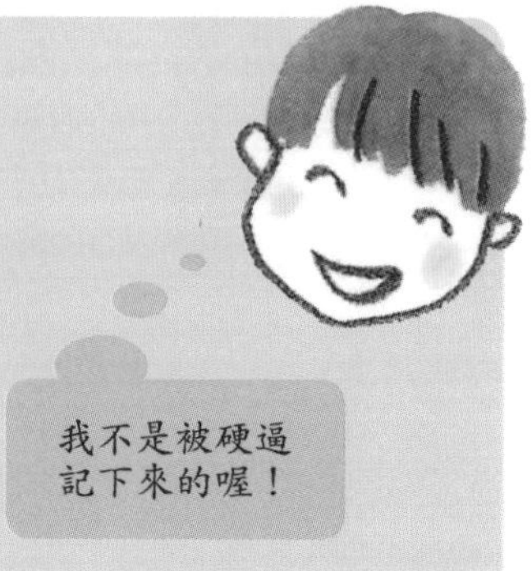
我不是被硬逼記下來的喔！

擅長的科目成績十分突出

亞斯伯格症孩子的特性之一是偏執於某一特定而狹窄的興趣，這也是影響其學習能力的最大因素。

患者本身對於自己的喜好經常可以展現出驚人的學習效果和高人一等的記憶能力，但對於相關的知識卻無法全盤理解。例如：將歷史年號背得精確無比，但對於歷史事件的內容和意義則沒有概念，使得學習不夠完備。

重要的是要擴大興趣範圍

如果放任孩子一直鑽研單一興趣，學習的範圍會越來越窄，孩子也會變得更偏狹。如果孩子對大部分的事都不關心，自然沒有學習的欲望，因此父母要多多費心引導孩子發展出其他的興趣，以豐富其生活。但是要注意的是，不要矯枉過正，只需將範圍比從前擴大即可。

解決對策　引導孩子發現對新事物的興趣，並激發其好奇心

記憶力好是非常可喜的事，父母可以利用這項優勢，更進一步幫助孩子發展其他興趣，或是對新事物產生好奇，以使生活更豐富。

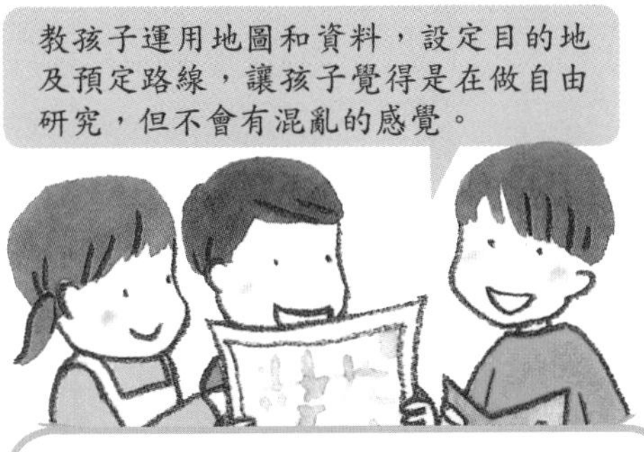
教孩子運用地圖和資料，設定目的地及預定路線，讓孩子覺得是在做自由研究，但不會有混亂的感覺。

延伸孩子的個人興趣

如果孩子很喜歡記憶年號，可以更進一步激發他對歷史的興趣，甚至對古代文明或歷史人物的研究。

不要否定孩子的喜好

接受孩子確實在某些方面有缺陷，並從中找出他值得肯定的地方。

一旦孩子建立自信，原本感到吃力的科目就會慢慢變得輕鬆。

用活潑的方式出題

讓孩子有機會對劣勢科目體驗成就感，例如：形式上是自由研究，但從旁提示他進行的順序，或出題目讓他自由塗鴉，讓孩子容易上手。

學習障礙
2

記不住各種運動的動作及其規則

體育、音樂、製圖等需要手腦並用的項目會出現學習困難，顯得十分不靈活。特別是同時要進行複雜的動作時，經常不能理解應如何有彈性地調整身體。

常見的困擾

在足球場上用手把球送入球門是不允許的

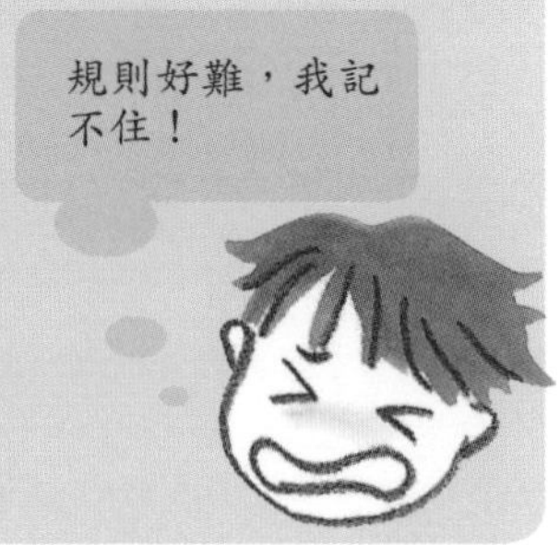

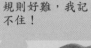

各種球類有不同的規則，亞斯伯格症的孩子很難一一記住。當記下某項規則後，如果又同時接到其他的指示，便會感到混亂而出錯，這也是他們對運動深感苦惱的原因。

頭腦和身體一團混亂

一般人初學一項運動時，會先一邊看著別人的動作，一邊思考規則或要領，把動作做出來，做的時候還要加上臨場的應變，但亞斯伯格症的孩子往往無法做到。因此，與其讓他參與規則較複雜的足球，不如先從比較單純的保齡球開始練習。

一般思考一邊做出動作，對亞斯伯格孩子來說實在困難。

頭腦的混亂

雖然記得基本的規則，但卻苦於無法實際應用，當狀況改變時，他們往往不知如何是好。

- 不懂為什麼要更換選手。
- 同時接收到幾個指示就會混亂。

身體的混亂

很多孩子對於複雜的動作都感到很吃力，活動身體時常常會手腳不協調。此外，對於模仿他人的動作也有困難。

- 對球類運動非常不擅長。
- 動作十分不靈活。

真正的原因
並非不喜歡運動

在各種需要活動身體的課程，最感困難的就是體育課。音樂或製圖還可以放慢速度進行，但運動則需要在很短的時間內就做出判斷，把動作做出來。

亞斯伯格症的孩子本來就不擅長應用肢體方面的活動，對運動競技的輸贏和規則的理解更感困惑，他們往

解決對策 對於各項規則只需要做簡單扼要的說明

有些運動的動作或規則確實十分複雜，但是對亞斯伯格症孩子可將規則簡化，讓他在執行的時候不需要顧慮太多，如此一來便可以加入一些團體活動。但要注意的是最好要有人在旁陪伴。

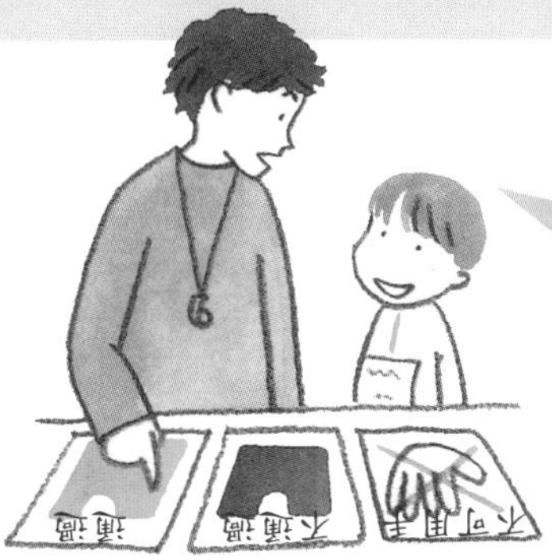

善用輔助工具

用背號或顏色來區分，讓孩子更容易理解規則。

將訊息單純化，可降低混亂的程度。

周遭人的協助

當規則改變時，周圍的人要和顏悅色地說明。

團體活動中互相幫助是不可或缺的。

用繪圖來表示

可以用繪圖事先說明比賽雙方如何做出攻擊或防守的動作，這比在競賽中才說明要更容易了解。

可以參加坊間團體活動的課程嗎？

要注意的是，團體活動基本上和一般的授課沒有太大不同。參加前要先說明孩子的狀況，以避免產生困擾。

只是團體活動的課程中，由學生自主的活動較多。然而除了上課以外，會員之間的理解和互助也是十分重要的。

此外，為了理解群體活動、共同作業、上下關係等等，會有很多必要性的支援，最好由家屬或老師事先向其他會員說明。

往在不懂爭取勝利所代表的意義，只是單純地做運動而遭到失敗，並由此受到心靈的傷害。

他們最初可能並不厭惡運動，但是如果不斷的失敗的話，將會給他們帶來恐懼感，因而開始排斥運動。此時，家長老師必須更有耐性地教導孩子，並使周圍的人都能理解。

同時做兩件事便會出現混亂

在學習方面感到吃力的原因之一是當作業同時並進時，就不知道該怎麼辦？對孩子來說，一次要做兩件事，實在太困難了。

無法一次處理多個訊息

亞斯伯格症孩子對於複雜的作業處理有其困難，尤其是同時進行好幾個動作，或因應狀況需要改變作業程序時，特別感到吃力。

譬如邊聽老師講課邊做筆記、或是從他人說話的內容擷取重點記錄下來等等，這些即時性多方面的訊息吸收，對他們而言是十分吃力。也就是說，當他們需要同時處理幾個複雜的訊息時，就會感到無所適從。

由於這是該症狀的特徵之一，因此即使教他如何做，也無法很快學會。在這樣的情況下，最好是簡化作業流程，並提示孩子較為容易進行的方法。

解決對策　將工作分成幾個部分，一個一個慢慢進行

如果要一邊聽老師講課，一邊看著老師在黑板上寫的字，並將內容同時寫在筆記本上，非得同時進行幾個動作。針對亞斯伯格孩子，要讓他們將聽講的時間、做筆記的時間分開，動作盡量單純化，如此分段執行，將會使他們更容易對應學習。

訊息單純化

隨著伴奏來唱歌或是跳舞太難了。

他們很難同時進行幾個動作，所以盡量不要要求他們邊唱邊跳。

分成幾個階段

先把老師的話聽清楚，接著寫在作業本上，著上顏色……，分階段進行，確認孩子都跟上了進度，再開始往下進行。

做出示範動作

有的孩子對於模仿感到困難，不妨先做出示範的動作，以幫助他們更容易理解。最好一邊說明一邊做動作。

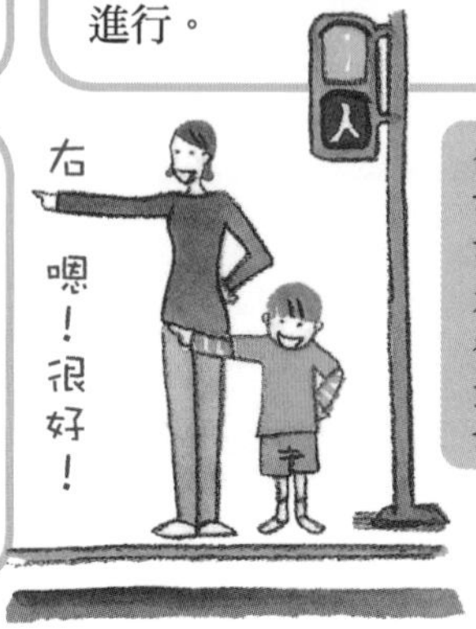

教孩子認識號誌燈時，先確認他知道左和右的分別，然後將燈號配合動作明確地告訴他。

第2章

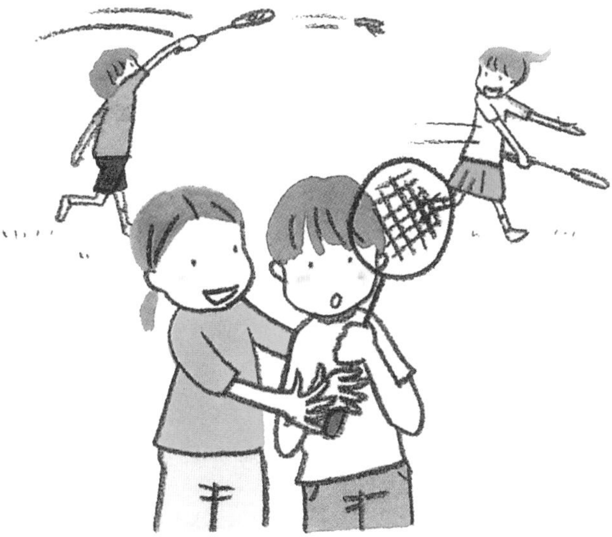

周遭人的理解可避免衍生問題

亞斯伯格症孩子由於語言方面沒有問題，很容易被當作正常、
沒有障礙的孩子看待。
但他本身會對自己的行為特徵非常苦惱，
特別是無法滿足周圍人的期待時。
這會導致孩子自信心喪失及不喜歡上學的續發性障礙。
因此，務必要讓他本人及周遭的人對障礙的特徵有正確的理解。

案例

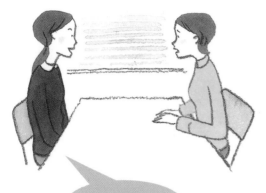

如何和周圍的人維持良好的關係？

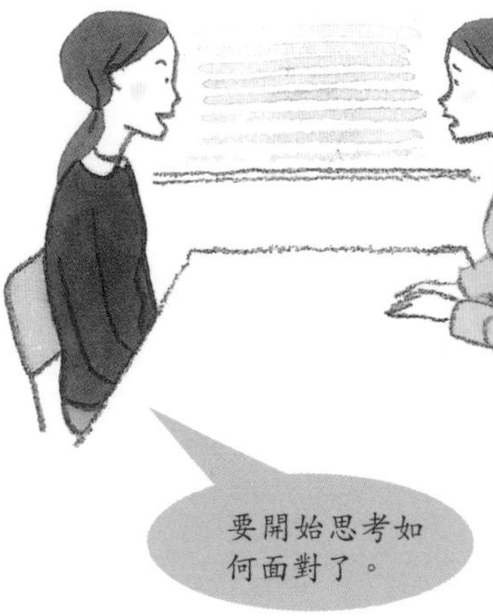
要開始思考如何面對了。

1 我把孩子行為上的問題點提出來與專家討論，對方認為孩子的行為特徵與亞斯伯格症十分吻合，極有可能患有此症。

2 到目前為止，我都是一個人暗自煩惱。如果孩子真的是發展障礙，我希望先生以及周圍的人都能理解。我想這不是一個人就能解決的問題。

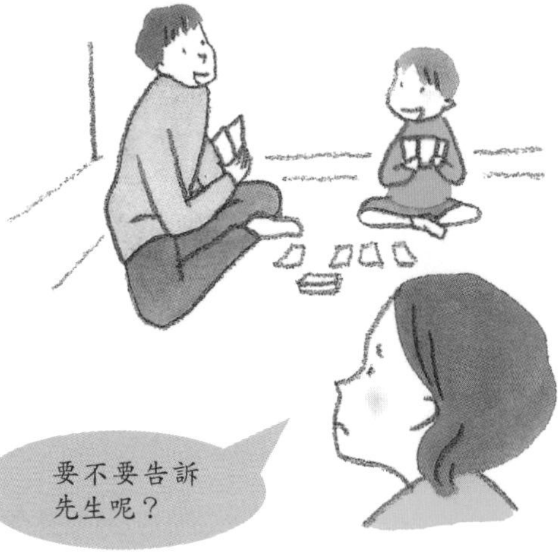
要不要告訴先生呢？

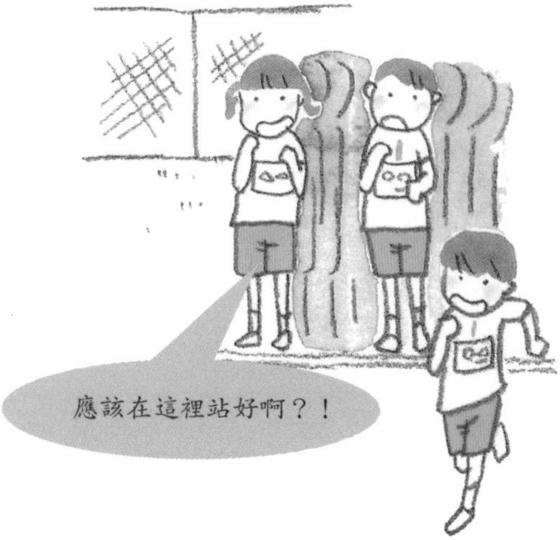
應該在這裡站好啊？！

3 如果能讓周圍的人有正確的理解，應該可以減少大家的疑慮，說不定可以讓孩子有更多的朋友。希望孩子可以和大家繼續維持良好的關係。

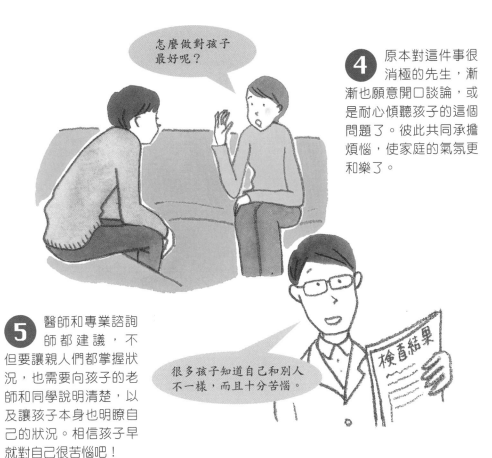

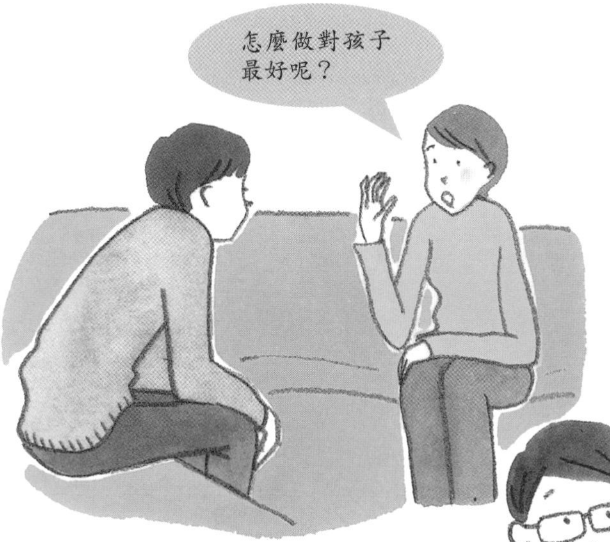
怎麼做對孩子
最好呢？

4 原本對這件事很消極的先生，漸漸也願意開口談論，或是耐心傾聽孩子的這個問題了。彼此共同承擔煩惱，使家庭的氣氛更和樂了。

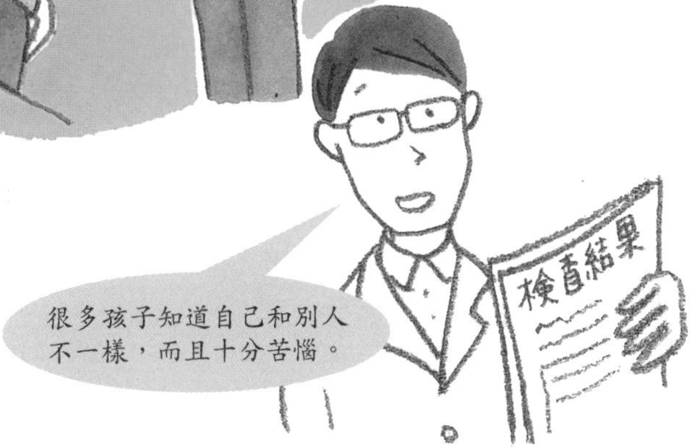
很多孩子知道自己和別人
不一樣，而且十分苦惱。
檢查結果

5 醫師和專業諮詢師都建議，不但要讓親人們都掌握狀況，也需要向孩子的老師和同學說明清楚，以及讓孩子本身也明瞭自己的狀況。相信孩子早就對自己很苦惱吧！

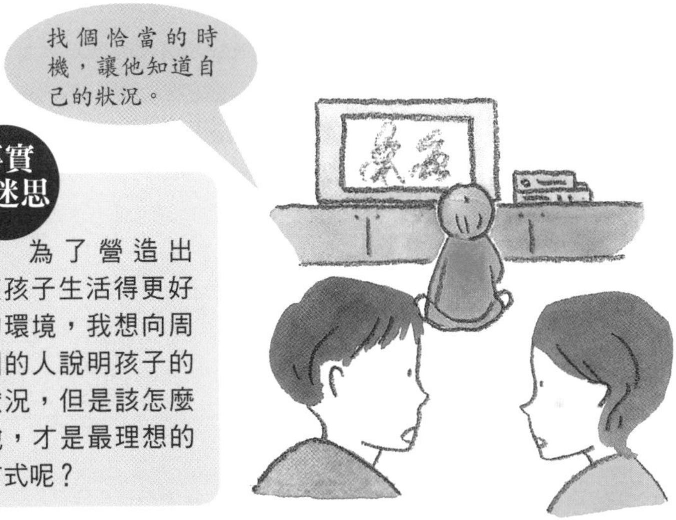
找個恰當的時
機，讓他知道自
己的狀況。

事實與迷思

為了營造出使孩子生活得更好的環境，我想向周圍的人說明孩子的狀況，但是該怎麼說，才是最理想的方式呢？

6 為了不再讓孩子辛苦度日，要我們做什麼都可以。我們要鼓起勇氣向孩子的老師和同學說明，並且思考如何告訴孩子本人。

周圍的理解

不要想改變，重要的是接納

在發展障礙的對應中最重要的是，不要抱持著「任何事只要努力就可以改變」。當努力過後仍然沒有達到預期效果時，要能理解並接納孩子。

周遭人的對待方式具有重要的功能

亞斯伯格症的孩子各有不同的特性，如果他們的處境艱難，未來將十分堪憂。周圍的人是否理解或給予支持，會使孩子的發展大大不同。

強行改正缺點

從孩子的缺點中找出特點，並協助他改正缺點，但是父母必須要有心理準備，有孩子的缺點不可能有完全消除的認知。

隱藏障礙

隱藏孩子的特性，會使孩子本身以及周圍的人對他不理解，延遲了解決問題的時間。

互相怪罪

發展障礙不是任何人的錯誤，一直追究原因和責任是沒有意義的。

挑剔責備

一味針對孩子的問題予以責備，例如：不好好聽話就不能參與群體活動，只會讓孩子更受傷。

差別待遇

雖然應支持孩子，但不要對他有特別待遇，只要從旁給予必要的協助。

不理解・責難

如果與發展障礙的孩子對應時欠缺理解，甚至針對他的特殊行為責難，要求孩子做到他不可能做到的事，最後會導致孩子不知所措。對孩子而言，他們需要的不是強逼他們改變的人，而是能真正接納他們的人。

如果孩子沒有被理解、被接納，會使他對社會產生不信任感，帶來續發性障礙。

衍生問題

（參見第44頁）

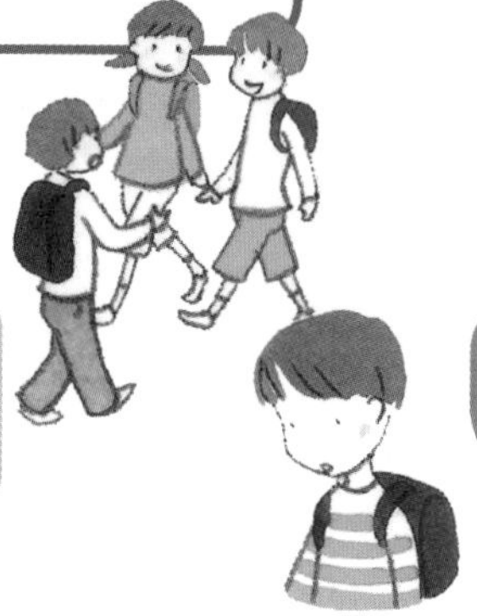

害怕與人接觸，個性變得畏縮。

理解・協助

同時接受孩子的優點與缺點，可以降低孩子的苦惱。孩子力不從心時從旁協助，孩子表現超過預期時予以讚美及鼓勵。總之，要真正接受孩子的樣貌，並給予支持，相信孩子的成長是指日可待的。

如果孩子知道自己被接納，便會產生自信心與安全感，是成長的第一步。

多元的發展

如果孩子在計算方面表現優異而受到誇讚，可使他更有自信，並激起他學習其他事物的欲望。

讚美鼓勵

雖然孩子有諸多缺點，但要設法找出他的優點，並給予鼓勵、讚美，令雙方都感到開心。

相互協力

周圍的人不要以一個人為窗口與孩子互動，而要大家共同協力才有功效。

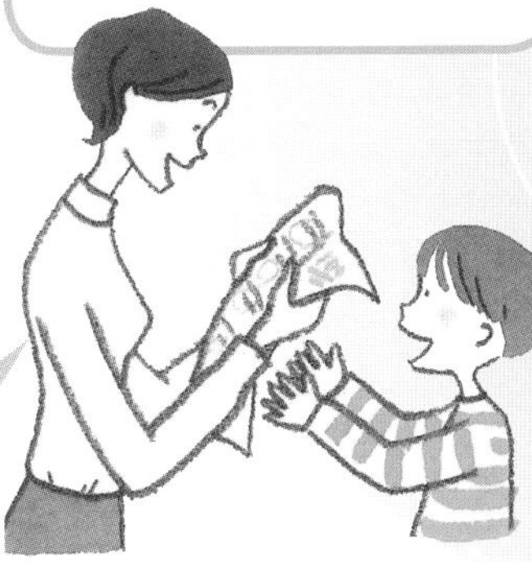

共同理解

如果家長、老師及周圍的人對孩子有共同的理解是最好的。

用一致的態度對待孩子，能使他感到安心。

營造環境

將生活中會使孩子情況惡化的因子去除，例如：凌亂的房間、吵雜的環境、危險的器具等等。

協助孩子交友

為使孩子不被孤立，要多為他創造與同伴相處的機會，但要依照孩子的意願，不要勉強。

要認清孩子確實無法達到理想的狀態

發展障礙並非只是在發展上有障礙，而是在發展上有所偏異，最令人苦惱的是，很多事即使教了正確的做法，他仍然無法立刻記下來。

如果大人們不能理解這一點，而在腦海中憧憬著孩子可以順利成長，往往就會失望。因此，重要的是不要一味要求孩子達到理想，而是要真正接納他。

切莫焦慮，靜待孩子成長

雖無法達到理想的標準，但仍然毫不焦慮地等待孩子成長，是對待亞斯伯格症孩子應抱持的基本態度。

與具有各種棘手問題的孩子生活在一起，需要相當的耐性，而忍耐與信賴正是支持孩子成長的有力後盾。家長、老師的信心及等待，可以強化孩子的自信心，進而使孩子更能發揮出自己優異的能力。

衍生的問題

孩子的苦惱會產生自卑，並對人感到恐懼

亞斯伯格症候群所產生的衍生問題，包括：受到欺負、不喜歡上學等。他們對於自己特殊的行為很苦惱，並由此產生自卑感及壓力，招致不公平對待。

容易產生精神傷害

當孩子對發展障礙沒有自覺時，他會將自己的人際關係和學習能力不好歸咎於本身的錯誤，並獨自苦惱著。

身心症

如果心中有太多的苦惱，會產生壓力，影響身心健康，有的甚至會出現頭痛、腹痛等症狀。

對策
改善生活環境，減少會使孩子產生壓力的因子。

被欺負

說話辭不達意、行為異於常人，常令同伴敬而遠之；雖然孩子本身可能不覺得受到不公平對待。

對策
向他的同伴說明孩子沒有惡意，讓對方能夠理解。

害怕他人

反覆經歷失敗、沒有朋友，都會使孩子對周圍的人感到害怕。

對策
讓孩子知道什麼行為會引起別人的反感，並努力改進。

攻擊性

對周圍的人，有時會抱持著敵意或做出攻擊行為。

對策
為孩子尋找願意與他親近、交流的同伴。

不喜歡上學

當孩子成長到有自我意識的年紀時，他會對自己與眾不同的行為感到羞恥，變得不喜歡外出。

對策
告知孩子他本身的狀況，並改變與他的對應方式，降低他對自己的不認同。

自卑感

由於各方面的學習都很吃力，會覺得自己能力不足或努力不夠，產生自卑感。

對策
可以對孩子說明，任何人都有擅長和不擅長的科目。

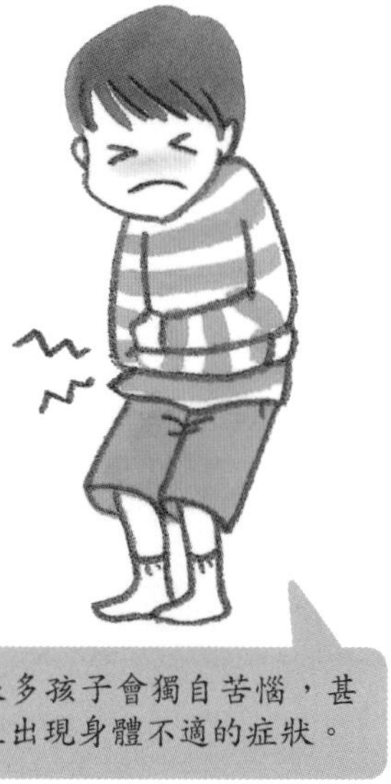
很多孩子會獨自苦惱，甚至出現身體不適的症狀。

如果問題一直持續，自信將會消失殆盡

每個孩子都會有不太擅長的科目，大部分的人會藉著加倍的努力去克服。

但亞斯伯格症孩子再怎麼努力，往往仍無法有太大的改變。因此他們對於有障礙的科目，通常束手無策。有的孩子會為此深為苦惱，並且一直困擾著。

從案例顯示，亞斯伯格症孩子藉著插圖或照片，比較容易學習，成長較快，但這樣的方式操作起來並不容易，因為它比較難以獨力學習，通常都需要借助周圍的支援。

但是當支援不足或所採取的做法有錯誤，會讓孩子不斷反覆困擾及失敗，使他更意識到自己的缺陷，原本就脆弱的信心更會加受到打擊。因此，父母要及早找到正確的支援，以免擔誤孩子的前程。

取得共識

為了避免衍生問題，圍繞在孩子身邊的人要共同掌握狀況並相互協助。如果家屬和老師可以取得共識，那麼就會讓孩子時時感到安心。

本人

- 了解自己的特性，清楚自己的一言一行給別人的感受。
- 意識到不好的行為會給人壞印象。

第三者

- 盡可能讓孩子在學校、補習班、才藝班等固定或定期會接觸的人，都了解他的狀況。

家人

- 不要獨自扛下所有的問題，多尋求他人的協助。
- 從某個角度來說，家人的力量其實是很有限的。

如果讓所有相關的人都了解狀況，可以採取相同的態度、訂立相同的目標。

但也不是將孩子的狀況告訴所有的人，有必要在不受誤解的前提下，謹慎地告知。

受到強烈衝擊時會產生記憶回溯

廣泛性發展障礙的孩子被責罵或是被同伴吼叫時，會受到很強烈的衝擊，有的孩子甚至永遠不會忘記這樣的經驗。往後，如果孩子又遇到同樣的狀況時，那些不愉快的舊經驗會被喚起，並再次累積新的不愉快經驗，此即「記憶回溯」（Flashback）。

在教養的過程中，如果發現孩子的心靈受到傷害，務必要設法使他不要陷入記憶回溯，以免引起衍生問題。

家人功用 1

要能理解孩子較不受家族喜愛的原因

亞斯伯格症孩子的家人最好要能理解，親情之間的互動有時非常困難。但亞斯伯格症孩子對於親情的接受，與一般正常的孩子並無不同。

有時會把親人的呼喚當作噪音

有些亞斯伯格症孩子被家人呼喚時完全沒有反應，譬如仍然置之不理地看電視，這時家人會覺得孩子缺乏感情方面的回應。

亞斯伯格症孩子對家人的言語完全充耳不聞是十分常見的，但他們絕對不是沒有感情的孩子。

由於他們的某些感官有異常，使得他們以為家人的呼喚是一種噪音，對自己造成妨礙或打擾，因此置之不理。如果家族親友不知道真相，而不停地叫喚反而會更增加對孩子的嫌惡。

因此親人之間在表達親情時，要能夠理解孩子的特性。

無法順利表達感情

對於與人對話，或是互動時，會感到苦惱的孩子，很容易被誤以為是不懂表達感情的人。有必要讓周圍的人理解孩子確實無法順利表達感情。

不懂得以笑臉回應

當有人面帶笑容說話時，孩子會將視線移開，這並不表示孩子抗拒說話，而是為了能夠更集中注意力傾聽對方的談話內容。

嫌惡陌生的親戚

孩子對時常接觸的家人很習慣，但對較少見面的親戚，由於不習慣，一開始會表現出嫌惡，但孩子本意並非如此。

喜歡一個人玩

在不誘導的情況下，孩子通常是一個人玩。因為孩子參與群體活動時會有混亂感，所以喜歡獨處。

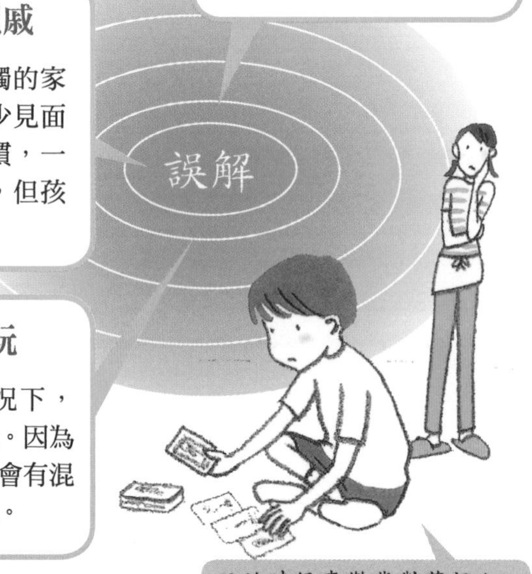

玩的時候喜歡背對著親人，是為了能夠集中心智。

順著孩子的情緒是很重要的

如果只是一味揣測孩子的心意，並無法真正了解他的情緒，最好的方式是把自己的視線也放在他感興趣的事情上，這樣能使他較容易傳達出自己的情緒。

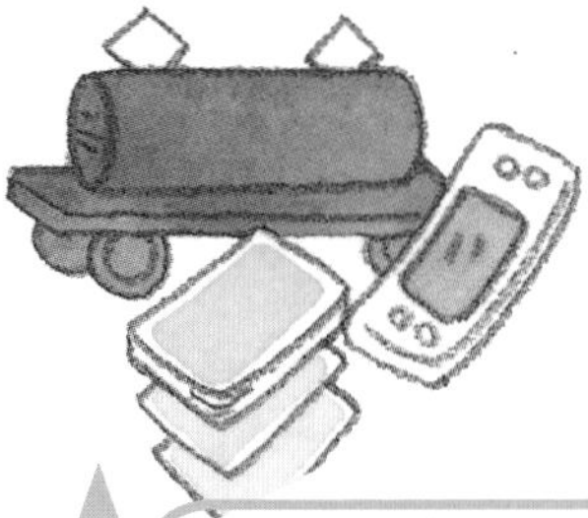

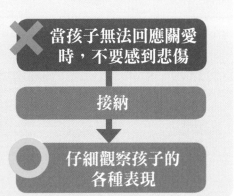

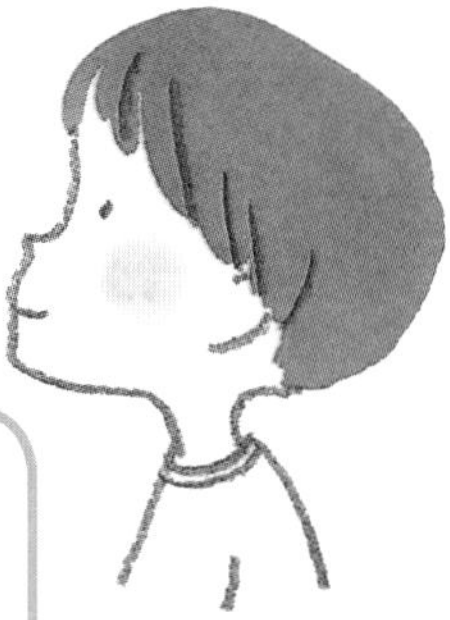

引起興趣

可以用玩具或插圖做為輔助，讓孩子更容易理解。

以孩子感興趣的相關話題和簡明易懂的語言，更能順利將概念傳達給他。

家長必知

如果父母只是憑著自己的主觀教導孩子，並不能達到良好的效果。

由於孩子感興趣的是別的事，所以根本不聽大人說些什麼。

面對亞斯伯格症孩子，父母似乎只能單方面付出對孩子的關愛，但還是必須接受孩子這樣的表現。

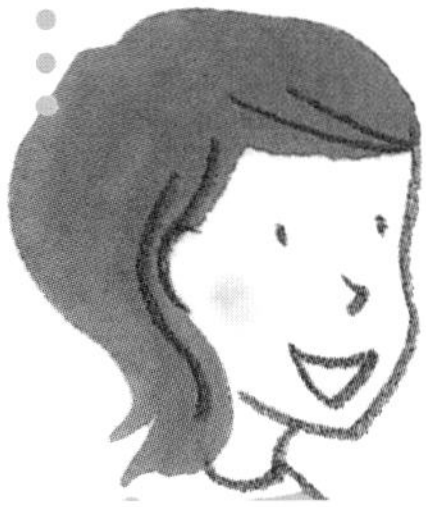

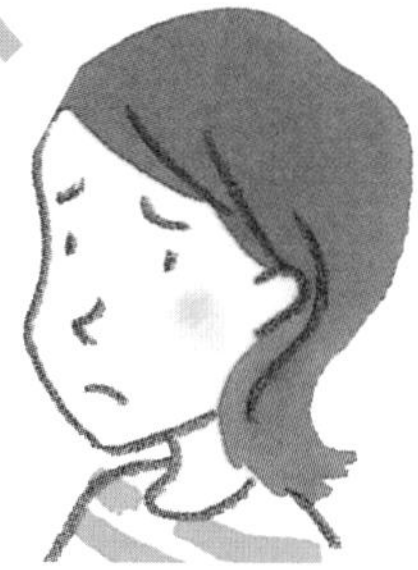

家人可以做的事　接受不同的感受

父母最好不要期待能與孩子「四目相交」或是「相視而笑」，而要仔細觀察孩子的動作或表情，找出什麼是孩子感到高興或感到痛苦的事，以理解他的情緒。

✕ 當孩子無法回應關愛時，不要感到悲傷

↓

接納

↓

○ 仔細觀察孩子的各種表現

家人功用 2

在適當時機告知孩子他有發展障礙

亞斯伯格症孩子在成長過程中，會漸漸察覺自己與他人不同而產生失調感。如果孩子對此日漸苦惱，可以找適當的場合告知他在發展上有障礙。

多數孩子會因為和別人不同而苦惱

大部分的亞斯伯格症孩子在小學高年級左右會察覺到自己可能有發展障礙。他們對於自己和別人說話時經常有雞同鴨講的情形，或是對各種運動都感到十分棘手，而覺得自己可能有什麼地方不對勁。

但是由於沒有出現什麼重大的麻煩，因此孩子本身不會對周遭人做詳細的說明。

當孩子無論多麼努力仍落後別人，但不知道原因何在時，他們對自己會產生嫌惡感。

在以上狀況出現前，就要讓孩子知道自己有某方面的障礙，而身為父母者，也要積極面對孩子有發展障礙的事實。

出生～嬰兒期

出生後的幾年內不會有什麼問題，大多能順利成長，是個溫順而好帶的小孩。

● 此階段不需要告知。

幼兒期

三～四歲時，情況漸漸明顯，並且像個迷失的孩子，會抗拒父母的命令。

● 此階段也不需要告知。

與周圍的差異會越來越大

在嬰幼兒時期或幼稚園時期，孩子的狀況還不太明顯，但隨著語言能力增強、與人交流的機會逐漸增多，慢慢就會顯現出與別人有所不同的跡向。

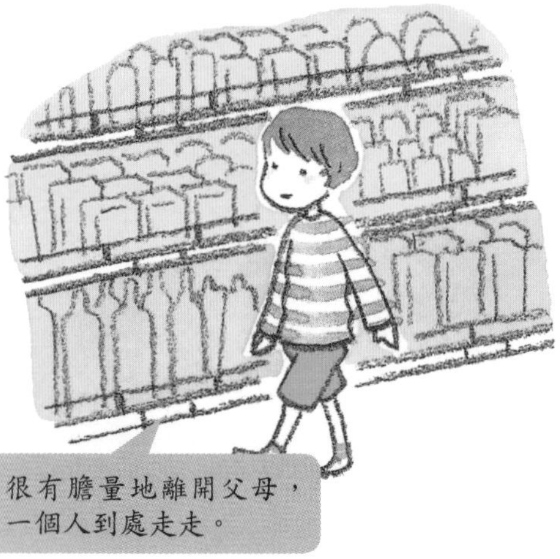

很有膽量地離開父母，一個人到處走走。

家人可以做的事　向孩子明白告知，解除他的苦惱

向孩子說明有關發展障礙的正確知識，但避免針對治療以及家人的努力可能獲致的結果給予過度的期待。重要的是積極地面對孩子的特性，並給予適當的對應。

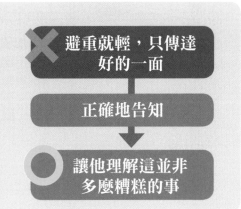

✕ 避重就輕，只傳達好的一面
↓
正確地告知
↓
○ 讓他理解這並非多麼糟糕的事

很多孩子在學童期便會深感苦惱，大部分也在此階段被告知。

學童期

在講話和學習方面開始出現問題，自己意識到與他人有所不同。

- 依孩子困擾與否的程度考慮告知。

進入青年期，開始工作以後，許多人有失調的感覺，此時想要知道真相的自覺性開始萌芽，告知較不會引起負面影響。

青年期

在讀書、考試、工作、人際關係出現不順利，容易產生壓力，很想找出原因。

- 此階段告知較為妥當。

不要只針對缺點也要提出優點

告知孩子患有亞斯伯格症時，最重要的是不要否定他的特性。首先從他的優勢給予肯定和讚美。之後，說明他較為弱勢的方面。必要時，可以請專家協助。

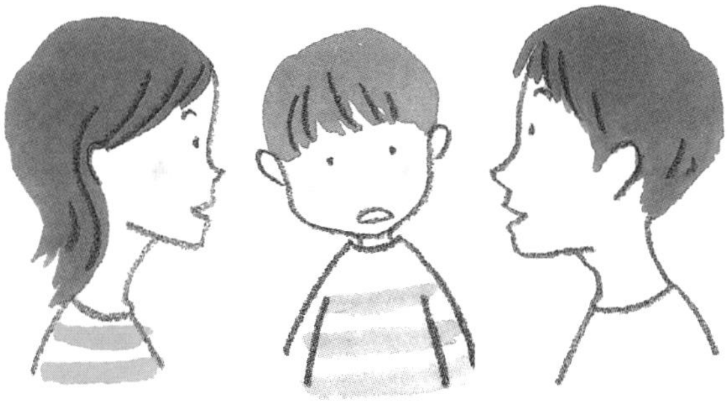

比別人強的地方 → 比別人弱的地方

當孩子長大到可以接受自己本身有問題的年齡時，父母可以考慮誠實地告知。

讓孩子的手足及同伴理解症狀的特性

向孩子說明他在發展方面有障礙是一件困難的事，但絕不可逃避。如果可以得到孩子的手足及同伴的協助，有很大的意義。

不理解導致誤解

如果周圍的人對於發展障礙並不理解，孩子很容易讓人覺得他實在是個麻煩人物，所以務必讓家庭中的成員及學校裡的同學，了解這種病症的特質。

衝突會引起衍生問題

引起衍生問題的原因中，占大多數的主因是小孩之間的衝突。因周遭人對發展障礙的不理解導致的衝突，常使孩子被同伴欺負，造成心靈受到傷害。

這樣的經驗會使有障礙的孩

和人爭吵

當孩子不懂得依照順序等待，或是說話很無禮時，都會引起同儕之間的爭吵，因此務必要讓周圍的人知道他不是故意的。

遭到冷落

因為孩子在運動和音樂方面的能力實在太差，很容易遭到同伴的冷落，大人們要請周圍的人給予時間與支持。

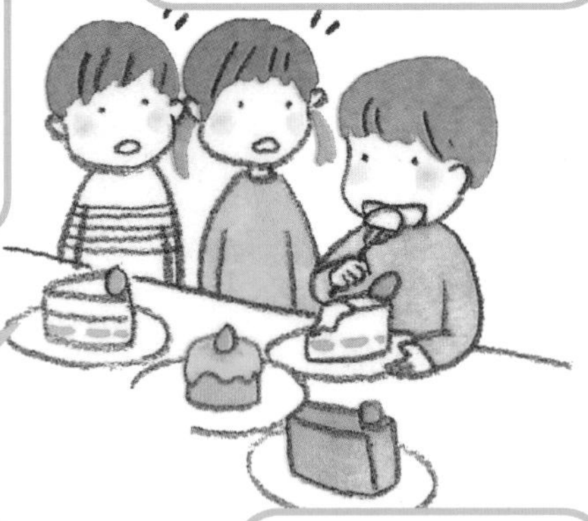

吃蛋糕時不但沒有依序排隊拿取，反而自己先吃起來，被插隊的同伴會很不高興。

被人戲弄

如果孩子常犯錯誤或舉動怪異，很容易受到戲弄。這時孩子會很苦惱，大人們務必要設法減少讓孩子陷入這樣的處境。

亞斯伯格症會遺傳嗎？

廣泛性發展障礙產生的原因，目前尚無定論，有的研究指出，它和遺傳有密切關係，但遺傳也並非是唯一的原因。總之，它的產生原因與許多的因素有關。

父母們不需要過度擔心孩子會遺傳到亞斯伯格症，相對地，當孩子確實有這個症狀時，也不要一味責怪遺傳。

子在心裡留下很深的傷痕。有時往往只是一個小小的衝突，最後導致孩子不喜歡上學。

避免孩子遭到誤解而引發衝突並受到欺負，最好的方法便是讓孩子的手足及同伴，對發展障礙的特性有所了解。當周圍的人知道孩子本身並沒有惡意，也不是任性，事實上他也十分苦惱時，大家比較容易接納他。

告訴周圍的人孩子會和不會的事

每個孩子都有優勢和劣勢，亞斯伯格症孩子也有同樣的特性，如果能發揮特長，可減少與手足和同伴之間的衝突。

做得到

對於預定的事或已決定的事，他們都能一絲不苟地遵照辦理。只要事先講好，他們都會服從。

↓

應該遵守的事項應先對孩子說明清楚，如果他還是出錯，也不要責備，反而應一項一項更有耐心仔細地說明清楚。

做不到

無法視情況變通對應的方式。處理一些需要隨機應變的事情，對他們來說非常困難。

↓

不要讓孩子去選擇或判斷某事該如何做，而是直接具體地指示他，使他能夠順利完成。

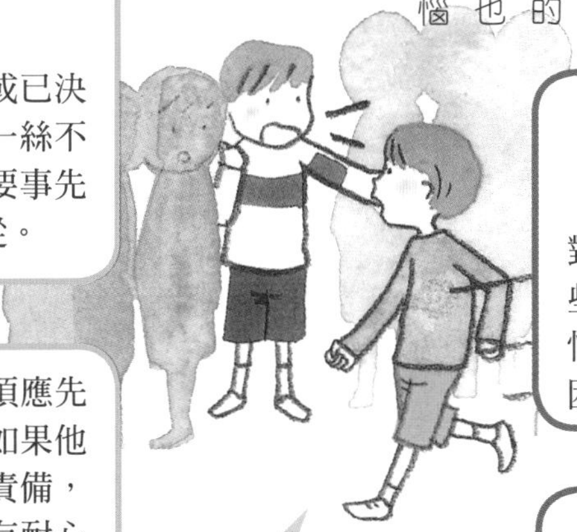

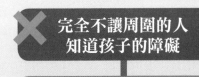

當他突然從隊伍中衝出去，可以直接制止他，並告訴他應遵守的規則。

家人可以做的事　幫孩子與周圍的人搭起互動的橋樑

如果讓孩子的手足或同伴都了解症狀的特性，可以幫助大家用最好的方式對待他。家人在這方面可以扮演積極的角色，必要時可向大家具體說明如何與孩子互動。

✕ 完全不讓周圍的人知道孩子的障礙

將孩子的狀況做必要的告知

↓

○ 讓周圍的人理解並尋求支持

同伴功用 1

不要強迫孩子參與團體活動

一般孩子很喜歡的團體活動，對亞斯伯格症孩子來說相當困擾。父母、師長要費心營造有利於孩子加入團體活動的情境，並耐心地引導。

與同伴交往大多倍感苦惱

一般而言，小孩子都很喜歡交朋友。身為父母，如果孩子善於與人交往，都會很高興，而亞斯伯格症孩子在交友方面有很大的差異。

有的亞斯伯格症孩子喜歡和同伴聊天、玩遊戲，有的則對於與他人互動、相處很排斥。這時，父母千萬不要勉強他。

不喜歡與人交往的，有時也會強迫自己和同伴做一樣的事，或是即使壓力很大仍會參與某項運動，其實他們的意願並不高，只是因為這樣才交得到朋友。

周圍的人要設法讓他覺得與朋友交往，不是痛苦的事，並以遊戲或誘導的方式請他加入。

很難融入團體活動

和好幾個同伴一起玩的時候，亞斯伯格症孩子往往不知道如何視情況和對象做出正確的反應，事實上這對他們來說真的很困難。

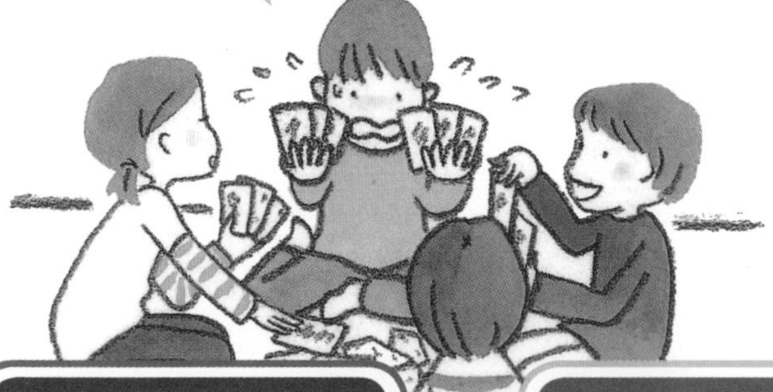
諸如撲克牌之類需要一邊察言觀色、一邊進行的遊戲，孩子可能不在行。

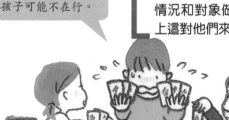

困難的遊戲

有多人一起玩的遊戲，或是需要加、減運算和需要細膩動作的遊戲。

- 複雜的撲克牌遊戲。
- 球類或競技運動。
- 鬼抓人、捉迷藏。
- 扮家家酒。

喜歡的遊戲

喜歡一個人玩，最好是內容簡單好記、重複相同模式的遊戲。

- 電視遊戲。
- 看電視、電影、圖鑑。
- 拼圖、堆積木。
- 聽音樂。

誘導時的3個注意事項

亞斯伯格症孩子對團體遊戲實在難以勝任，但他們並非不喜歡和同伴在一起，如果加以引導，配合同伴的親切邀約，他們仍然是願意參與的。

親切地教他遊戲方法

不要突然開始進行遊戲，把準備的時間拉長一點，並具體說明遊戲的規則及簡易示範動作的步驟。

不要跟他惡作劇

他們無法非常靈活地調整身體的反應，因此不要對他們惡作劇或過分開玩笑。

如果他不喜歡就不要勉強

他們不是隨時都喜歡團體活動，有時會想要安靜下來，在這種情況下就不要勉強。

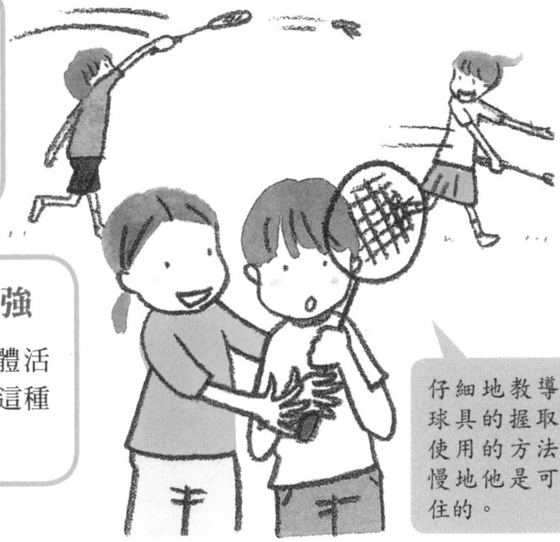

仔細地教導他對球具的握取以及使用的方法，慢慢地他是可以記住的。

同伴能做的事

充分誘導，找出他喜歡的遊戲

千萬不要認定「反正教他撲克牌或運動，他也學不會」。雖然他無法很快學會，但是經過慢慢摸索後，還是可以加入團體活動。

✕ 不要笑他「好笨喔！」，使他退縮。

↓

有耐性地引導他

↓

○ 慢慢地教，激發他的潛能。

同伴功用 2

不要默不作聲，誠實告知令人不悅的原因

亞斯伯格症孩子容易讓人誤以為很任性，也因此經常被人嫌惡。雖然他們不是出於惡意，但經常會說出令同伴不悅的話語。

經常做出令同伴不悅的言行

亞斯伯格症孩子經常不懂得考慮別人的感受，想說什麼就馬上說出口，而他們也不覺得自己做錯了什麼。如果周圍的人沒有適時給予指正，他永遠也不會知道自己那些地方需要改進。

好話壞話都十分率直

他們對同伴口出惡言或誠心忠告時都十分直接。周圍的人應讓他知道別人的感受。

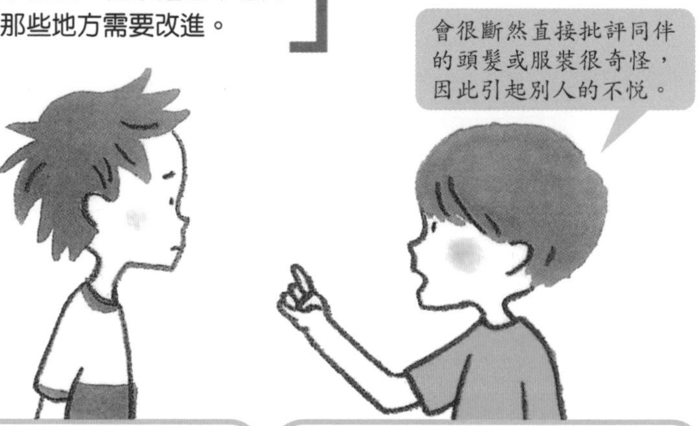
會很斷然直接批評同伴的頭髮或服裝很奇怪，因此引起別人的不悅。

出口傷人也毫無自覺

因為經常說傷害別人的話，使人敬而遠之，但自己卻絲毫沒有察覺。

不會看場合行事

他們不會解讀同伴的情緒和表情，譬如別人悲傷時，他卻在嬉笑，做出不合宜的舉動。

本人不知道自己為什麼總是惹人嫌

「你的髮型好可笑喔！」「你的聲音真怪異啊！」一般來說，即使我們對別人有這樣的看法，也不會直接說出口，因為我們知道這樣是不禮貌的，但亞斯伯格症孩子則沒有這方面的認知。

他們經常是有口無心，雖然沒有惡意，但往往會令同伴討厭，而他本人並不知道自己已得罪了別人，也不理解為什麼被人嫌惡。

當亞斯伯格症孩子說出令人不悅的話時，周圍的人不要只是皺眉頭，而應清楚告訴他別人的感受。當他知道為何被人嫌惡時，以後說話就會比較注意了。「誠實告知」是作為朋友的功用之一。

同伴能做的事 注意和提醒令人嫌惡的行為

隨然亞斯伯格症孩子常出現令人不悅的行為，但這並非他們的個性使然，周圍的人要能理解這是由於病症的特性所導致，並加以注意提醒，使其改進。

✕ 無視於他說出任何令人嫌惡的話

↓

給予注意・提醒

↓

○ 使他改進缺失，提升人際關係

以勸導代替責罵

責罵或否定會帶給亞斯伯格孩子恐懼感，使他漸漸自我孤立。如果周圍的同伴能夠心平氣和地看待他的舉止行為，發揮愛心勸導，便可使他的行為逐漸獲到改善。

好的說法

- 大家都沒有出聲的時候，你也要安靜喔！
- 最好不要說別人的髮型很怪。
- 這樣當著人家的面說不好喔！

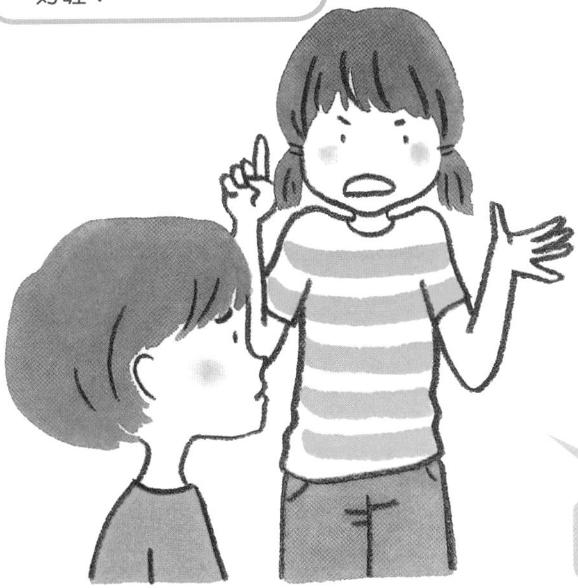

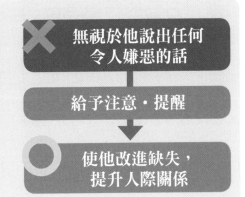

壞的說法

- 你看不懂別人的臉色嗎？
- 你幹嘛說那些令人討厭的話？
- 那孩子真令人受不了……

會提出忠告的人，才是真正的朋友。

老師功用 1

觀察孩子的行為特徵，發掘並讚揚他的特長

老師最大的功用就是鼓勵與讚美孩子。發掘並激發孩子優點的重要性，更勝於找出孩子待改進的缺點。

鼓勵與讚美能激發孩子的優點

和亞斯伯格症孩子互動的基本要點就是找出他們好的一面。在他們的特性中，有些被認為是缺點的，換個角度來看，也可以說是優點。

到底「有話直說」是一種真誠率直還是任性莽撞，要看如何去解釋。身為老師，要盡量以正面的眼光看待孩子，發掘出他好的一面。

如果老師可以多方面找出孩子的優點，並適時給予肯定，孩子也會開始注意自己的優點，而這也是支持孩子成長的最大動力。

以肯定代替否定，可以帶給孩子更好的學習成果。不要以「孩子不能做什麼」為出發點，而要思考「孩子能做什麼」，給予最大的支持。

學習方面的行為特徵

亞斯伯格症孩子在學習方面有以下的傾向。並不是所有孩子的都有這些行為表現，但是如果有的話應積極給予正確的對應。

- 認字和計算很拿手。
- 作文和應用問題很吃力。
- 無法回答隨機的提問。
- 抄寫筆記動作很慢。
- 喜歡使用艱澀的語詞。
- 手指很不靈巧。
- 記憶力非常強。
- 被大聲斥責時會很恐慌。
- 上課時會從座位上站起來。
- 換教室時會感到混亂。

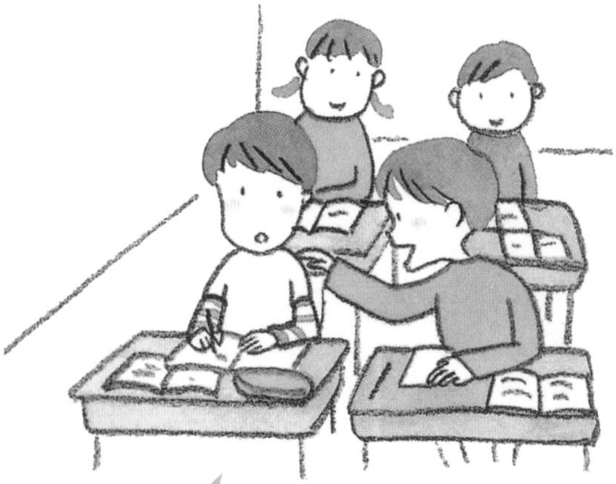

上課時不好好聽講，一直跟旁邊的同學說話，但並不覺得自己有什麼不對。

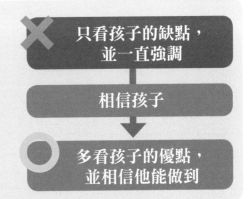

老師的5項功能

以下是小學老師應理解的五個教學要點。盡量減少孩子的失敗經驗，讓他的學校生活更充實快樂。

不要做複雜的指示

避免提出類似「如果有多出來的食物，可以分給想吃的人」這樣含有假設和條件的指示，以免孩子感到困惑。發出的指令力求簡潔。

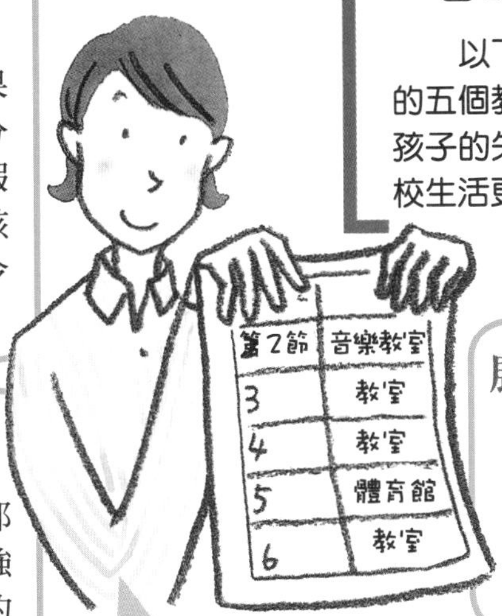
第2節 音樂教室
3 教室
4 教室
5 體育館
6 教室

如果有些課程需要更換教室，一定要事先製成表格向孩子說明。

展示預訂的排程

除預定的時間表外，要舉行口頭測驗或紙筆考試，最好事先預告。

強化優勢科目

要求孩子每個科目都平均發展很困難。不要強求孩子苦學他感到棘手的科目，而是誇獎他擅長的科目，以建立其自信心。

對他說話前先呼其名

有的孩子會對周圍的聲音充耳不聞，對特定孩子說話前，最好是能先叫喚他的名字，讓他先意識到老師是在對自己說話。

不可情緒化

生氣的時候不要叫罵或是敲桌子。老師情緒化的反應會帶給孩子恐懼的經驗。

老師能做的事

受到老師相信的孩子，發展會更為順利

雖然孩子會以自己的力量成長，但老師是他們成長重要的基石。如果老師相信孩子可以做到，孩子也會相信自己。請老師務必費心創造一個讓孩子少失敗、多成功的環境。

✕ 只看孩子的缺點，並一直強調

↓

相信孩子

↓

○ 多看孩子的優點，並相信他能做到

老師功用 2

為孩子準備可以平復情緒的地方

亞斯伯格症候群孩子很容易出現恐慌狂躁，此時不分青紅皂白地斥責無濟於事，應先準備好可讓他平靜的場所。

不可使孩子陷入恐慌

亞斯伯格症孩子在類似學校這種人多、有緊張感的地方，很容易產生恐慌。如果是處在本來就很難使情緒平穩的場合，師長要特別注意不要讓孩子做有壓力的事。

被大聲叫喚

突然被問話

集體行動時

自由活動時

有的孩子會大聲哭叫，有的孩子則是呆立原地，不知如何是好。

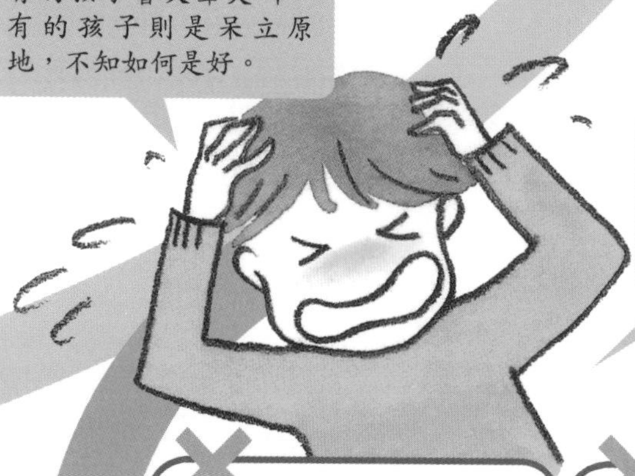

當孩子處在有突發事件、需要立刻判斷的環境時，較容易產生恐慌感。

✕ 置之不理

有的孩子恐慌過後可以很快恢復，但即使如此，師長也不可置之不理，而要盡快排除環境中令他恐慌的因子，譬如趕快帶他到可以使情緒平穩的地方。

✕ 喝斥責罵

此時大聲責罵，孩子的情況會更嚴重。除非是孩子手上拿著危險器具，或身處危險的環境，否則最好是慢慢安撫他，使他快速平靜下來。

如果不安、恐慌沒有適時得到安撫，不但會引起周圍的人反感，也會讓孩子的心靈二度受到傷害。

嚴重爭吵

自傷行為

壓力

對人恐懼

衝擊

營造一個讓孩子不怕獨處的環境

消除亞斯伯格症孩子恐慌感最好的方法，就是讓他能自己獨處並平復情緒。例如：帶他到保健室、圖書室等沒有其他人干擾的地方。這樣可使孩子脫離緊張或興奮的情緒。

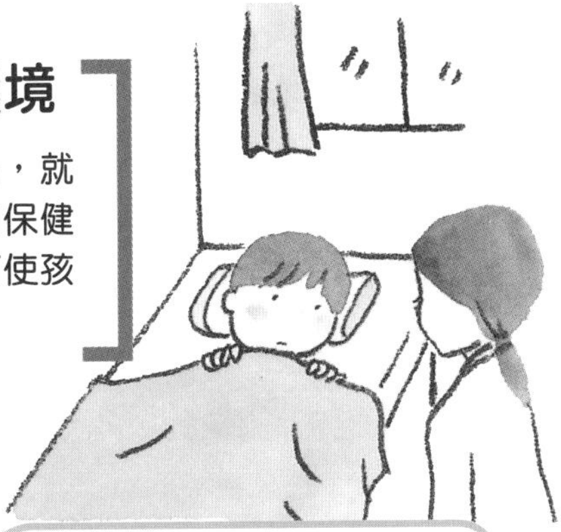

當孩子無所適從會感到恐慌

對於需要很快下判斷會感到力不從心的亞斯伯格症孩子來說，當要求他們進行團體活動，或自由活動時，會覺得很恐慌，甚至開始哭鬧起來。

這時，如果對哭鬧的孩子大聲喝斥，或以身體強行壓制，反而會招致反效果。因此最好是先將他帶到可使他情緒平靜的地方，且這時最重要的是不要說話，等到孩子平靜下來，再告訴他接下來應該怎麼做。

如果師長耐心地讓孩子充分理解，恐慌感是可以解除的。不要只針對孩子的缺點挑剔責難，而要幫助他靜下心來，這樣才能為他營造出安心的環境。

第一要務是使他安心

恐慌的發生原因是同一時間刺激點過多，例如：同時出現說話的聲音、物體發出的聲音、老師的指令、多媒體的內容等等，孩子因無法在腦中條理化而感到不安。此時宜盡快帶孩子到刺激較少的地方。

帶孩子遠離與他人的摩擦情境，或有過多刺激的環境。例如：到保健室休息一下，讓他平息情緒。

老師能做的事　整備學校的環境守護孩子

孩子出現恐慌的情況是無法事先防範的，老師要對突發事件可能引起的狀況預做準備，例如：規畫讓孩子平復情緒的場所、當孩子哭鬧時的因應對策等，給孩子最佳的守護。

✕ 認定孩子是個問題兒童

↓

預備平復的環境

↓

○ 針對孩子的問題給予輔導

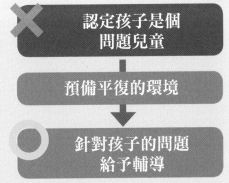

特別關心

如何找到處境相同的人交流？

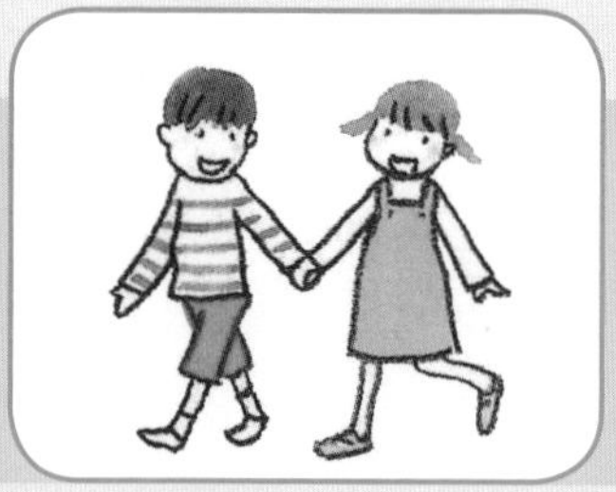

可求助民間的支援團體

對於孩子有發展障礙的父母來說，和一般正常孩子的父母談育兒經時，總有無法獲得共鳴的感覺。由於自家的狀況和別人家的狀況完全不同，因此有很深的疏離感，也正因為如此，大部分的家長很難找到可以敞開心房交流的朋友。

這就和小孩子本身一樣，他們在幼稚園、學校，雖然有很多玩伴，但是自己的煩惱卻苦無訴說的對象。這是由於雙方沒有相同的困擾，所以對方不能理解自己的苦處。

無論是父母或孩子本身，如果想找有相同處境的朋友閒聊時，可以透過社會的支援團體。

很多民間支援團體成立的目的，主要是讓有發展障礙孩子的家庭，能夠獲得彼此交流的機會，互相交換育兒的經驗。

由於大家的處境相近，有共同的話題，可以互相提出有建設性的參考意見。

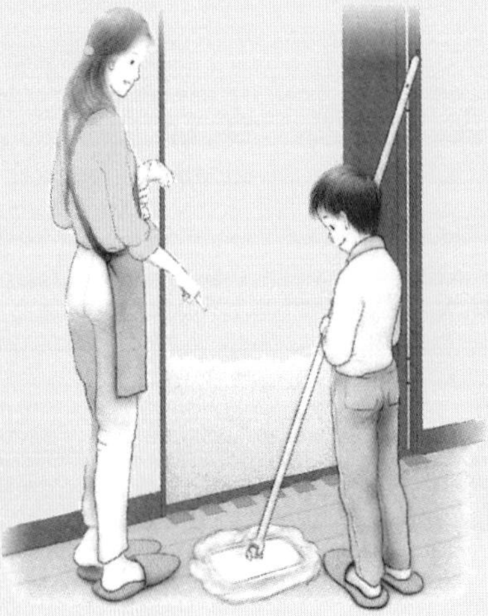

第3章

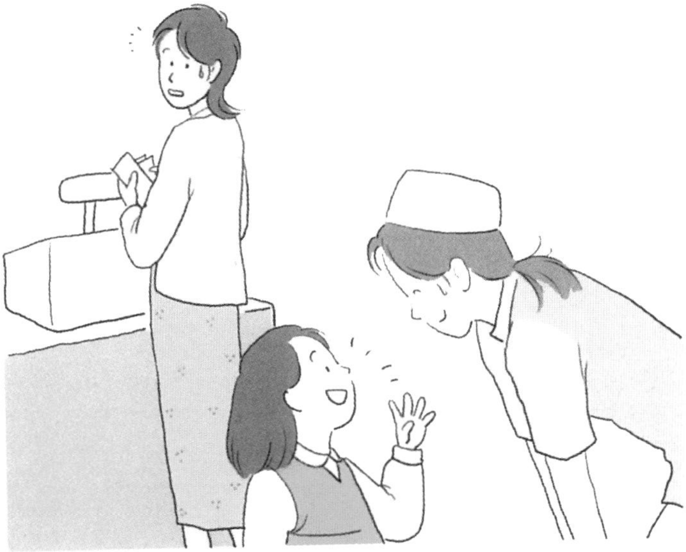

亞斯伯格症
與自閉症的差異

亞斯伯格症與自閉症之間並沒有明確的界線。

二者雖在語言發展上有所不同，但診斷時並非以此不同來區分。

最重要的是應順應孩子的性格，以最有彈性的方式予以支援。

案例

我想詳細了解亞斯伯格症的特性

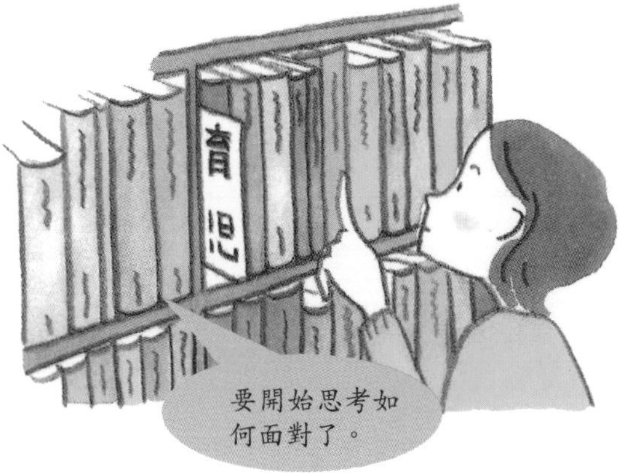
要開始思考如何面對了。

1 聽了醫師和保健員的解說之後，我對亞斯伯格症有了初步的概念。但如果可以的話，我希望進一步了解相關的知識，以找出與孩子的最好的對應方式。

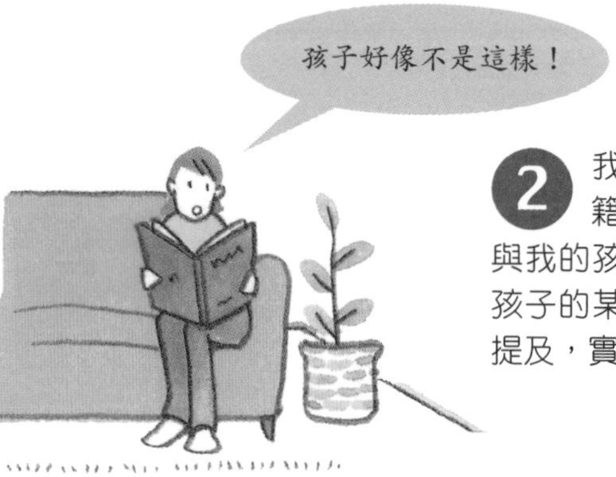
孩子好像不是這樣！

2 我也閱讀了相關書籍，但其中有些描述與我的孩子不符。相對地，孩子的某些狀況書中並沒有提及，實在令人困擾。

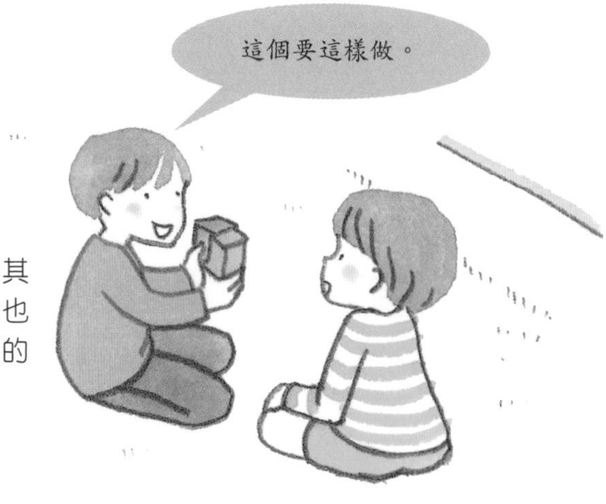
這個要這樣做。

3 我的孩子很喜歡和其他小朋友玩，互動也很好，我想應該不是所謂的「亞斯伯格症」吧！

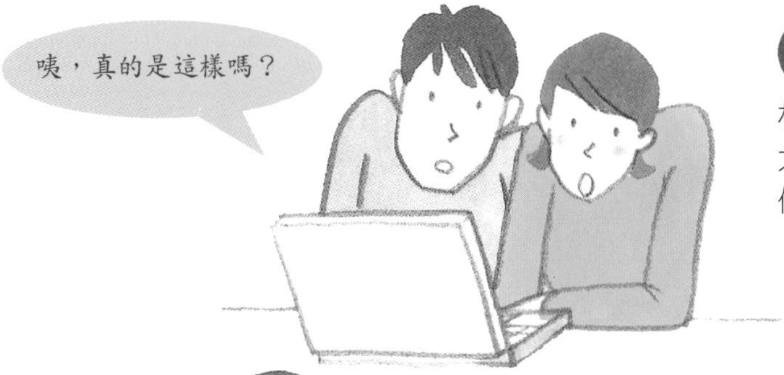
咦，真的是這樣嗎？

4 除了閱讀書籍，我和先生還上網搜尋相關資料，但有些似乎不太可信，不知道有沒有其他的訊息來源。

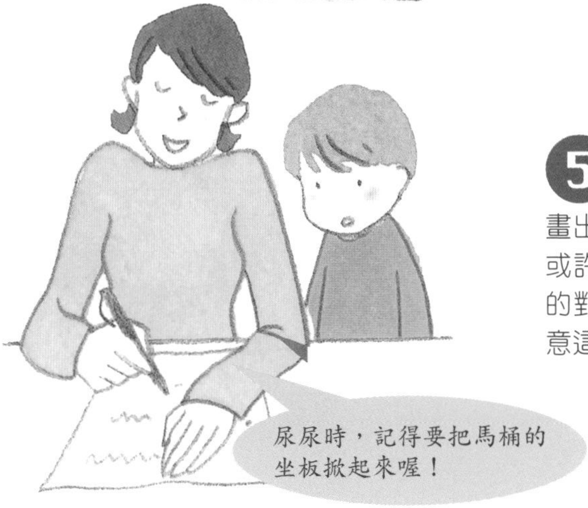
尿尿時，記得要把馬桶的坐板掀起來喔！

5 有時候孩子好像聽不懂我在說什麼，必須畫出圖樣，才能讓他明白。或許對他來說，這就是最好的對應方式，而我們也很願意這樣做。

6 為了孩子以及我們做父母的雙方都好，一定要掌握亞斯伯格症的特性。除了積極求教專家，還要摸索出一個最好的生活方式。

事實與迷思

亞斯伯格症會表現出什麼樣的發展障礙呢？每個孩子的特性和適合他的對應方式應該會有所不同吧！

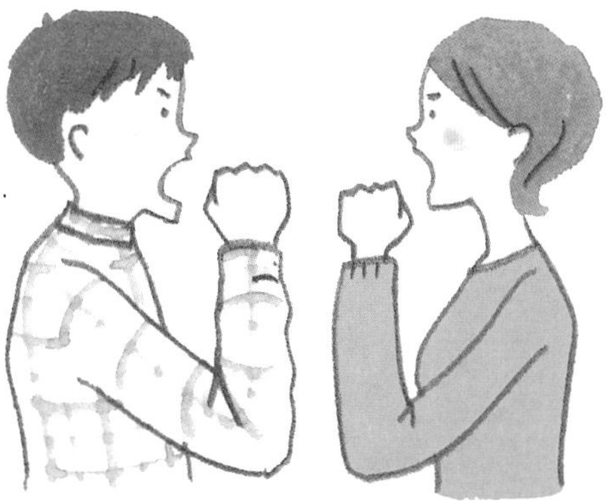

自閉症與亞斯伯格症沒有明確界線

要將亞斯伯格症與其他發展障礙，或因個人差異產生的發展遲緩，做嚴格的區分並不是容易的事，因此也有將其統稱為「廣泛性自閉症障礙」。

兒童健診中的堆積木遊戲以及問答測驗，可以評估出孩子的發展程度。

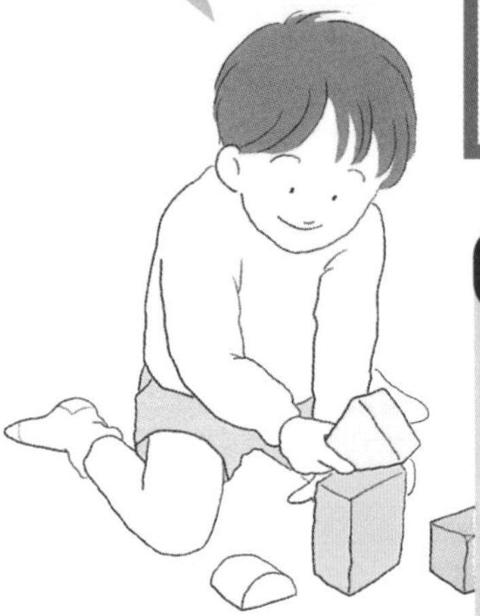

是否有障礙無法明確判斷

發展障礙是一個模糊且複雜的概念。自閉症和亞斯伯格症的特徵有部分重疊，界線不十分明確，因此很難用孩子的行為表現來斷定是屬於哪一種障礙。

利用健診和其他檢測來了解

孩子的身心發展狀況，可由地區的健診或運用發展檢測（例如：嬰幼兒共同注意力篩檢問卷）來了解。

區公所會在孩子1歲半和3歲時發出健診通知，如果發現問題，會提醒家長帶孩子到專業機構做更進一步的檢查。

透過健診和檢測，可以充分掌握孩子的發展狀況。

- 地區性的健診──由醫師、保健師從孩子對話、遊戲、運動等來評估
- 發展檢測──透過與父母的對談，和醫師、保健師的觀察，做更進一步的發展檢查。

優勢・劣勢

每個人都有自己擅長的，或不擅長的事。

即使沒有亞斯伯格症，有的孩子也十分缺乏想像力。

發展遲緩

成長的速度因人而異，且不論障礙的有無，有的孩子也十分缺乏社會性。

天生性格

有的孩子個性沉靜，不喜歡開口說話，因此不能以語言發展程度來判定孩子有無障礙。

發展障礙的可能性低

廣泛性發展障礙可視為一個大連續體

亞斯伯格症及高功能自閉症是被含括在廣泛性發展障礙中的診斷名稱。廣泛性發展障礙可視為一個由幾種不同障礙組成的大連續體。

各個診斷名稱之間沒有明確的界線，並且也不能用是否有腦障礙來區分。事實上孩子常在這些沒有明確界線、如連續體一般的病症之間游移，家屬不需要追究孩子是否有某些障礙，最重要的是掌握他的特性，給予最適當的對應和最大的支持。

原因很可能是腦的某部分有障礙

廣泛性發展障礙的肇因是腦功能障礙，但到底是腦的哪一部分出現了什麼樣的異常，目前在醫學上尚未有明確的定論，這也是診斷上無法精準的原因。

所謂○○的傾向

當孩子很可能有發展障礙、但無法斷定是哪一類障礙時，會以「高度疑似○○障礙」來描述。此時應以孩子有障礙來考量如何採取對應。

認知發展：高 → 低

高功能自閉症

與亞斯伯格症候群相同，也有自閉症的特徵，但認知能力正常，IQ平均在70以上。

中功能自閉症

認知發展程度在自閉症中介於輕度遲緩到中度遲緩之間。語言記憶能力有異常。

低功能自閉症

認知發展遲緩，在與人溝通交流方面需要周圍人的支援。

亞斯伯格症

缺乏社會性和某些障礙的特徵與自閉症相似，但認知發展沒有問題，語言記憶能力正常。

自閉傾向

如果社交能力不足、出現社交障礙，或感覺過分敏銳，可能有自閉症的傾向。

個性及生活環境與孩子的發展很有關聯。但令他感到棘手的狀況和由於病症的特性，因而造成的困窘狀況，則沒有明顯的分界線。

雖然具有自閉症的行為特徵，但也可能是ADHD（注意力缺失過動症）或LD（學習障礙）（參見第69頁）等其他發展障礙。

← 發展障礙的可能性高

消極被動或積極主動因人而異

雖然亞斯伯格症孩子具有共通的特性，但表現方式卻因人而異。

如果認為患有此症的孩子都是相同的，就無法依個人需求找出最佳的對應方式。

可概分為3類

亞斯伯格症的孩子中，與人互動的特性可大致分成三類：有消極被動的、有無法與人交流的，或是交流方式異常而使人敬而遠之的，每個人的狀況都不盡相同。

雖然分為三個類型，但不宜將孩子硬行歸類，因為各人的特性會出現在不同類型中。

與人交往較為被動

自己本身不會主動和他人往來，但如果受到誘導仍可改變。看上去沒有太大問題，較難被發現。

- 通常會被認為是個溫和安靜的孩子。
- 可以和任何人一起玩。

自我孤立

總是一個人埋頭玩自己的，對於周圍人的叫喚沒有任何反應，特別是沒有自覺的幼兒期最為常見。

- 通常會被誤以為是個沒有感情的孩子。
- 對於和大家一起玩感到很痛苦。

與人交往十分積極

會很積極地和所有人說話，即使是有失禮節或不合時宜，仍然毫無保留地說，因此容易造成別人對他敬而遠之。

- 會自動向沒見過或不認識的大人詢問問題。
- 即使受到他人嫌惡仍然會繼續說。

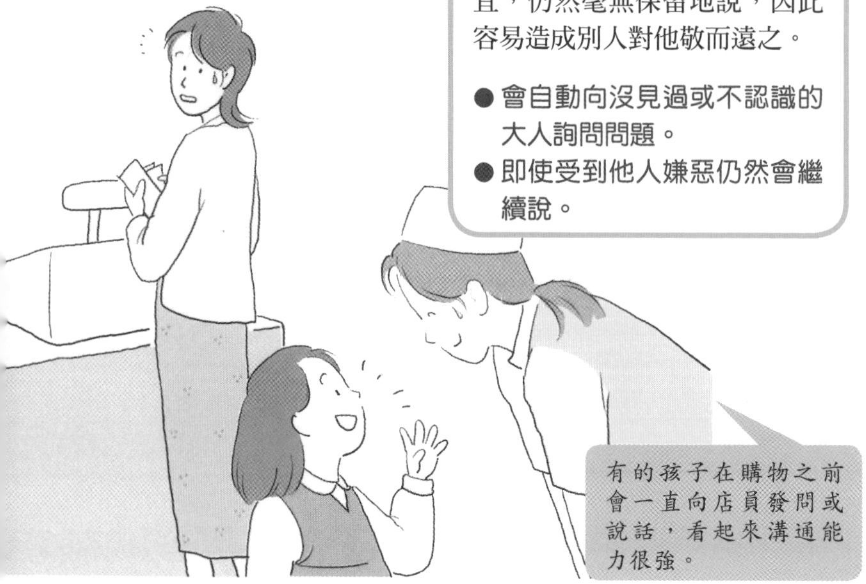
有的孩子在購物之前會一直向店員發問或說話，看起來溝通能力很強。

依孩子的個性來對應

與亞斯伯格症孩子對應時，不要根據一般性的理論。雖然理論頗具參考價值，但最好是觀察孩子的行為模式後，找出最適合的方式。

社會性的類型

評估孩子的個性是自我孤立型的、消極型的或積極型的，然後針對他的特性給予支持。

感覺有障礙

對聲音、對接觸太過敏感，都是一種感覺障礙，試著一個一個找出孩子到底有哪些感覺障礙。

過去的經驗

對某個特定的事有失敗的經驗，而他本身又十分在意時，即使這件事一般來說是好的，但還是容許孩子做別的選擇。

本人的性格

對剛強好勝的孩子要注意，柔弱怯懦的孩子則不要太嚴格。總之，對應時要掌握孩子的性格。

生活環境

每個孩子的成長環境不同，能使他情緒平靜的地方也不同。有的孩子喜歡人少的地方勝過安靜的地方。

年齡・成熟度

從小學高年級起，孩子開始有自我意識及自尊心，因此對應方式也要隨著他的年齡進展做出適當的改變。

用一覽表讓孩子知道做事的程序是很好的方法，但有的孩子對文字、圖畫、數字或照片的理解力較強，請找出適合孩子的模式。

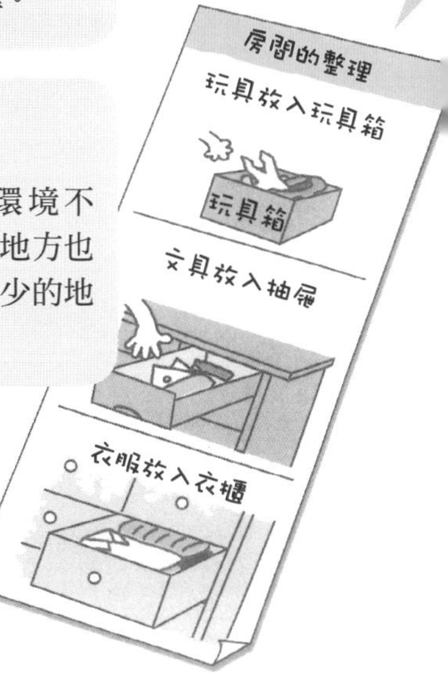
房間的整理
玩具放入玩具箱
玩具箱
文具放入抽屜
衣服放入衣櫃

掌握孩子的狀況 採取最適的對應

由右頁可知，亞斯伯格症孩子的社會性大致分為三類，雖然同樣患有此症，但表現出來的特性卻有所不同，因此同一種對應方式並不是對所有的孩子都有效。

本書介紹了許多對應方式，但也僅是一般性的，請父母、老師切莫認定某一個方式，而要針對孩子的特性做出合適的處理。有時孩子的感覺和偏好不合乎常理時，大人一定要掌握他的特性。

最好的做法是參考一般性的理論，找出最適合孩子的處理方式，並創造可以使他進步的環境。

診斷基準
1

診斷名稱不足以完整指列出孩子的特性

如果孩子被診斷為「亞斯伯格症」，只用該症的對應方式導正孩子是不夠的，應要確實掌握孩子的行為變化特徵，做出合宜的應對。

要清楚區分障礙並不容易

當孩子慢慢地長大，某一天，你或許會覺得孩子好像有自閉症的傾向，但是到了下週，似乎又好像不是那樣了。發展障礙是指多方面的發展都出現了問題，但孩子在發展過程中，狀態會有很大的變化。

要確定孩子是否有發展障礙，醫學上有許多診斷的基準可以作為依據參考，但不能完全依賴這項工具來判斷。

參考診斷結果觀察孩子的狀態

當然，由診斷基準和醫師

診斷基準只是一個參考

美國精神醫學會的DSM-IV，訂定了一個診斷基準。不過這僅是診斷的一個參考尺標。有的即使不符合該基準，也必須給予適切的對應。

診斷基準

精簡自高橋三郎　大野裕　染矢俊幸譯著之《DSM-IV-TR精神疾患的診斷　統計手冊》（醫學書院出版）之亞斯伯格障礙的診斷基礎。

Ⓐ以下四項中，符合二項以上時，即表示在社會性互動方面有質的障礙：

(1)在運用下列各種非語言的行為上有著顯著的障礙：例如：在用以規範社會互動的眼神交會、面部表情、身體姿勢、手勢等。

(2)不能發展出與其程度相當的友誼。

(3)不能自發地與他人互享喜悅、興趣、或成就（例如：不會向他人展現自已所帶來的東西，或告知個人所感興趣的物品）。

(4)缺乏社會的或情感上的互動

Ⓑ在行為、興趣、活動方面有狹窄的、重複的、刻板的型式，至少有下列一項以上的行為。

(1)偏好一種或多種刻板且狹窄的興趣，然而不論就興趣的強度，或興趣的集中度來說都是不正常的。

(2)很明顯地，毫無彈性地執著於特定的、非功能性的日常事務或者儀式。

(3)刻板且重複的動作習慣（例如：拍手、扭手、扭手指、全身抖動）。

(4)對於物品的各種附件有著持久的偏好。

Ⓒ其障礙是由社會的、職業的、以及其他重要的領域中，在臨床功能上所引起的顯著障礙。

Ⓓ在臨床上並沒有顯著的語言障礙（例如：二歲以前會使用簡單的語詞，到了三歲可以用句子與人溝通。

Ⓔ在認知發展、（符合年齡的）自我管理能力、（人際關係以外的）適應行為等方面，以及幼兒時期對環境的好奇心，在臨床上沒有顯著的遲緩。

Ⓕ不滿足其他特定的廣泛性發展障礙，及統合失調的基準。

的診察所做出的判斷，絕對是寶貴的參考資料，父母可據此考量與孩子的對應方式。

但大人們必須具備一個概念，就是孩子的問題會隨著成長而有所不同，最重要的是要根據孩子的行為表現，評估是否需要再度接受診療，並改變其對應的方式。

有些發展障礙是重疊的

廣泛性發展障礙是亞斯伯格症、高功能自閉症等幾種診斷名稱連結而成的一個連續體，而非一種單一的發展障礙，而它和其他的發展障礙有部分是重疊的。

ADHD（注意力不足過動症）

以情緒無法穩定為主要問題的發展障礙。

大部分與自閉症並存，但也有幼兒時期已出現許多特徵，但無法被鑑別診斷的情形。

- 經常在課堂中站起來。
- 注意力不足，經常忘記東西。

LD（學習障礙）

在讀、寫、計算等特定方面的學習能力，有顯著遲緩的發展障礙。

多半理解能力較低，學習很吃力。

- 說話沒有問題，但不會書寫。
- 不會做計算問題。

廣泛性發展障礙（自閉症）

以溝通方面有障礙為主要特徵。在語言發展方面每個人的狀況差異很大，有時很難診斷出來。

- 喜歡自己一個人玩。
- 無法和雙親眼神交會。

亞斯伯格症、高功能自閉症特徵如下：

- 與別人對話時無法契合。
- 無法解讀他人的表情和情緒。

重點不在於確定孩子是哪一種障礙，而是觀察孩子的行為特徵，針對不同的情況給予不同的對應。

其他

還包括運動障礙、語言障礙等等各種不同的類型，也有的是以上三種同時並存。

診斷結果也可能會改變

自閉症與ADHD的症狀有許多部分重疊，是一種連續性的發展障礙，因此不能以孩子某一個時間的狀態來做絕對的判斷。

幼兒時期被診斷為亞斯伯格症的孩子中，有的在成長過程中重新診斷後，發現障礙消失了。

註：欲了解ADHD、LD、自閉症請參考新手父母出版之《有效提升孩子專注力》（SH0061）《有效提升孩子學習力》（SH0062）、《有效提升孩子溝通力》（SH0063）。

診斷基準 2

找專家諮詢，更深入地了解

與亞斯伯格症孩子的對應，沒有一個放諸四海皆準的定則。在與專家討論之後，一定要為孩子找出最適合的對應方式。

求助醫師、心理治療師、復健師

有關亞斯伯格症的相關問題，可諮詢醫師、臨床心理治療師和復健師，但如果是發展方面的問題，這些對象就不見得是最適合的。父母應更積極地找尋恰當的諮詢資源。

醫療機構

在台灣，醫院可以提供自閉症的服務相當有限，通常小兒科沒有這方面的醫療服務，但可請醫師轉介至以兒童心智科，或是精神科提供鑑定、語言治療、其他家長團體、大型醫院、保健療育中心等專門的兒童發展醫療機構。

兒童心理諮商中心

專門提供有關兒童身心發展、人格養成、教育諮詢等服務的機構，但僅提供諮詢，不做健診和篩檢。

兒童發展聯合評估中心

提供兒童發育問題的諮詢服務和發展障礙的健診，服務範圍較廣。機構組成人員依地區有所不同，所提供的諮詢內容也不同。

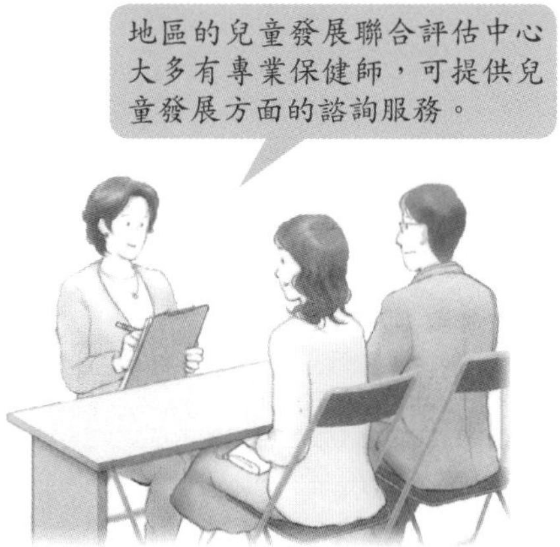
地區的兒童發展聯合評估中心大多有專業保健師，可提供兒童發展方面的諮詢服務。

透過對談和檢查調整對應方式

為了能夠達到對亞斯伯格症孩子真正理想的對應方式，父母、老師除了應了解亞斯伯格症的一般特徵，更要理解孩子本身的個性。

一開始，要多次與專家討論，並讓孩子進行發展檢測。透過專家的評估和檢測的結果，便可以確切了解孩子的特徵，專家也會告訴父母日常生活中應如何與孩子對應。

如果能掌握孩子的特性，即可據此規劃出確當的治療教育（療育），並付諸實踐。經過一段時間，還需透過與專家的會談來評估其療效，評估看看是否需要修正執行療育的方式。

透過檢查清楚了解孩子特性

為了清楚了解孩子的特性，需接受發展檢測，以分析其行為特徵。檢測的方式有許多種，可以互相比對檢測結果。

檢測方式

檢測有不同的形式。由於無法用單一的結果來做綜合的評估，因此需要做好幾種檢測。

● 發展檢測

- PEP-R（新訂版自閉症兒、發展障礙兒教育診斷檢測）——分析自閉症兒的行為特徵，檢討以TEACCH進行何種療育。
- 新版K式發展檢測——綜合分析發展狀況，施測年齡層較廣。

● 認知檢測

- 全定版田中Binet智力測驗——分析各項認知能力，計算IQ數值。
- WPPSI智力診斷測驗——詳細分析幼兒期的智能。

以下是各種發展檢測，有許多檢核項目，以作為區分兒童性格的判斷資料。

TEACCH

美國的療育方案。主要用以支援自閉症兒童。藉著大量的視覺化媒介營造出更適合孩子的生活環境，以促進孩子的適應性及豐富多元的發展。

感覺的照護

將孩子對觸摸的抵抗或對聲音的排斥，藉著感覺統合運動培養出正常的感覺能力，並在生活方面給予合宜的指導。

困擾的照護

針對因自己的行為特性而產生困擾或引起壓力的孩子，給予精神心理方面的照護，並輔以促進良好的自我感覺，以降低其困擾及壓力。

對應方式以TEACCH為中心

支援發展障礙的孩子、指導其如何使生活更豐富多元的教育工作稱為「療育」（治療教育）。針對亞斯伯格症的療育，大多以重視視覺化教育的「TEACCH」為中心。

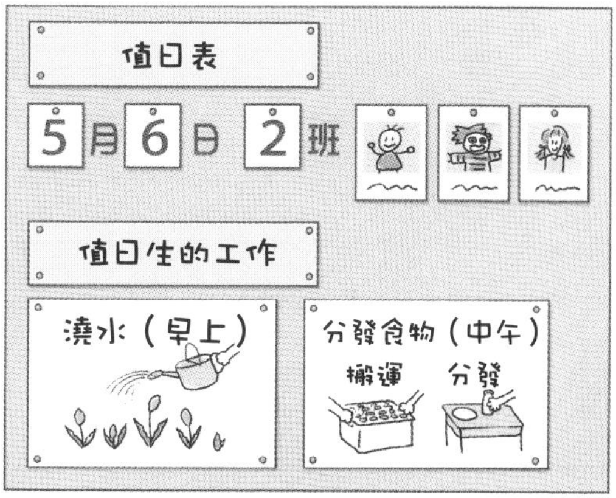

由於亞斯伯格症孩子比較不懂得如何分工合作，可以為他們製作工作分配表。如果用繪圖表示，更可以幫助他們在大腦中整理並遵行。

合併障礙 1

很多孩子也同時具有ADHD的特徵

亞斯伯格症孩子有不少是同時具有ADHD特性。他們會在教室裡隨意走動、突然大聲說話等，與ADHD相似的發展障礙。

注意是否有其他障礙進行完整療育

有些亞斯伯格症孩子同時具有自閉症關聯症中的ADHD、LD等發展障礙。這幾種病症的發展障礙有部分是重疊的，並不是只表現出哪一個單一症狀。

出現障礙時，給予療育，如果無法療育，則設法減輕。能夠讓患者的生活更為方便，療育才有意義。而針對特性進行療育時，最好不要只針對狹義的亞斯伯格症，同時也要試試其他發展障礙的對策。

如果孩子總是靜不下來或經常忘記東西，用ADHD的對應方式非常有效。

最重要的是不要一直糾結在亞斯伯格這個診斷名稱上。

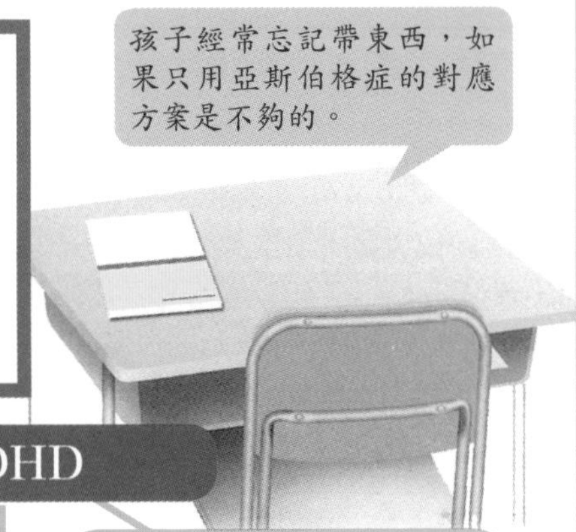
孩子經常忘記帶東西，如果只用亞斯伯格症的對應方案是不夠的。

ADHD的特徵是無法安靜下來

如果孩子經常在上課時擅自離開座位，靜不下來也不能專心，孩子便很有可能合併有ADHD，必須採取針對過動、注意力缺乏的對策。

ADHD

衝 動

對任何事都很難忍耐，有一點不如意，便會很衝動地離開事件的現場。

- 突然從教室衝出去。
- 突然敲打同伴。

注意力不足

注意力散漫、無法集中，做事情無法依照應有的順序進行，並經常出現一些很單純的錯誤。

- 經常忘記東西。
- 無法完成作業。

過 動

即使坐著也一直動個不停，甚至突然站起來走來走去。

- 無法靜下來聽別人說話。
- 一個人走來走去。

修正對應方式

如果一直沿用以前的教養方式，孩子可能仍然無法改掉暴躁易怒、經常忘東西的習性。請針對孩子的問題修正對應方式。

＋

調整生活環境

要改善孩子過動的特性，並提升注意力，須調整生活的環境。例如：將家具重新擺放或是減少，都可使其注意力較為集中。

當孩子表現出衝動行為時，也不能發怒，並且要立刻引導他平靜下來。若要孩子學會忍耐，大人首先要學會情緒的控制。

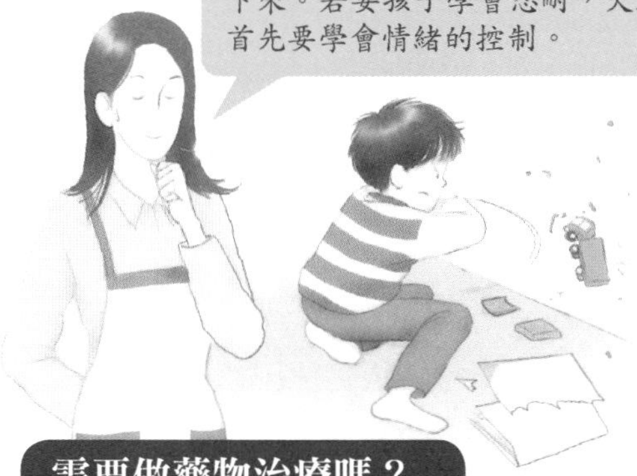

需要做藥物治療嗎？

亞斯伯格症的孩子，原則上不需要進行藥物治療，但如果合併有ADHD的話，由於它對孩子的身心影響較大，當改變對應方式和調整環境都沒有效果時，可以找醫師討論，由醫師評估是否投予可抑制ADHD特性的藥物，如利他能（Ritalin）。

費心找出對應方案 教孩子學習忍耐

如果孩子有ADHD的特性，要特別培養他的忍耐力和專注力。事實上孩子本身也會對自己無法忍耐、經常犯錯懊惱不已，大人們務必多多費心，陪孩子一起慢慢成長。

孩子過動時

○ 在團體活動中，只要孩子的忍耐力稍有改善，應給予鼓勵及讚美，並告訴他能夠等待、忍耐是很棒的行為。

✕ 孩子躁動不安時，千萬不可責罵怒斥，以免孩子因緊張變得更為過動。

孩子衝動時

○ 如果孩子破壞物品或攻擊同伴，要心平氣和地告訴他，這樣做是不對的。

✕ 如果情緒性地怒罵，孩子會混亂困惑。此時最重要的是使其平靜下來。

注意力不集中時

○ 將環境改善變成以視覺結構化為主體，並建立一個孩子可以達到的目標，慢慢提升他的注意力。

✕ 當孩子因不注意而出錯時不要責備。不要苛求孩子凡事都完美無缺。

左邊的○代表好的方法，✕代表不好的方法。這些是基本原則，執行時還需要依照孩子的性格彈性運用。

第3章 亞斯伯格症與自閉症的差異

合併障礙 2

與LD、妥瑞氏症障礙也有關聯

學習障礙（LD）和妥瑞氏症（Tourette）障礙是亞斯伯格症常見的合併障礙。有必要教導孩子專門的學習方法，以及給予精神方面的照護。

針對LD的教學要點

將孩子感到吃力的科目集中輔導，並且在讀、寫、計算方面，培養孩子最基本的能力，較為複雜的則不必勉強孩子學習。總之，要依照孩子的意願和能力給予適當的教育。

LD

與人交談

有些孩子在讀、寫方面沒有問題，但卻無法順利與人交談，尤其是和大家一起談話時，沒有主動發話的能力。

讀、寫、計算

有的孩子能夠與人交談，但閱讀文章或寫作就感到很吃力，這是因為某部分的學習能力嚴重遲緩所致，也有的連簡單的計算都無法學會。

- 閱讀文章經常會跳行。
- 不理解數字的大小。

過去只是針對讀、寫、計算方面的障礙施以特殊教育，目前已擴及說話、運動、社會性不足等方面。

運動

看過別人的示範動作後，仍無法做出相同的動作。運動中無法做立即的判斷，且經常左右不分。

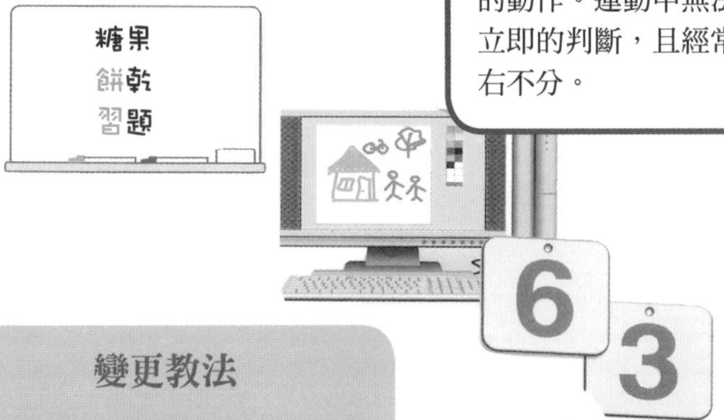

變更教法

對於孩子較吃力的科目，更要耐心地一步一步教導。一開始讓孩子唸塗有顏色的地方，然後再請孩子把顏色擦掉，藉此方式學習可提升他的能力。

可以在白板上將孩子漏讀的字著上顏色，或是在電腦螢幕上將缺漏的字補回來，此外也可以用數字板讓孩子慢慢記住數字。

＋

善用道具

用一般性的教學方式，往往成效不彰。針對孩子較棘手的科目，可以在卡片或白板上畫出來，讓孩子更容易學習。

在學習和心理方面需要更細心的照護

對有學習障礙和妥瑞氏症障礙的孩子，在學習和心理方面更需要正確的對應。亞斯伯格症和學習障礙的問題點不同，兩者在讀、寫、計算方面各有不同的表現，需要根據孩子的個人狀況給予最適當的對應。

同樣地，面對妥瑞氏症孩子時，也要採取不同於亞斯伯格症的對應方式。在紓解孩子壓力時，更需要溫柔細膩的言詞表達關懷的情感。

無論是否有合併症都要採取全面性的對應

每個亞斯伯格症孩子不一定都會合併有ADHD、LD、妥瑞氏症等障礙。

如果不確定孩子是否有某個合併障礙，對應時最好是將每種障礙的對應要點都牢記在心，並在日常生活中，充分掌握孩子的行為特徵。

如何照護妥瑞氏症障礙所引起的壓力

顫動症狀主要是由緊張和壓力所引起。如果採取針對亞斯伯格症的適當對應方式，可以降低壓力，改善顫動。

營造壓力因子較少的環境

營造一個可以讓孩子放鬆的環境，並且不要對孩子的發展問題顯現出過大的壓力。

＋

心理的照護

與孩子對談時，不要加深孩子對亞斯伯格症的焦慮。讓孩子充分了解自己有什麼特長和不足，使其精神安定。

妥瑞氏症障礙

妥瑞氏症障礙最明顯的是出現運動性顫動和聲音顫動。

運動性顫動

身體的一部分小範圍地顫動，雖然自己本身清楚知道，但無法以自主性地停下來。

- 不停地眨眼睛。
- 一直斜晃頭部。

聲音顫動

會發出小幅度顫抖的聲音，不是由身體發出，而是由口發出。

有時會伴隨咳嗽，但不是因為生病。

- 會發出細小的呻吟聲。
- 反覆咳嗽。

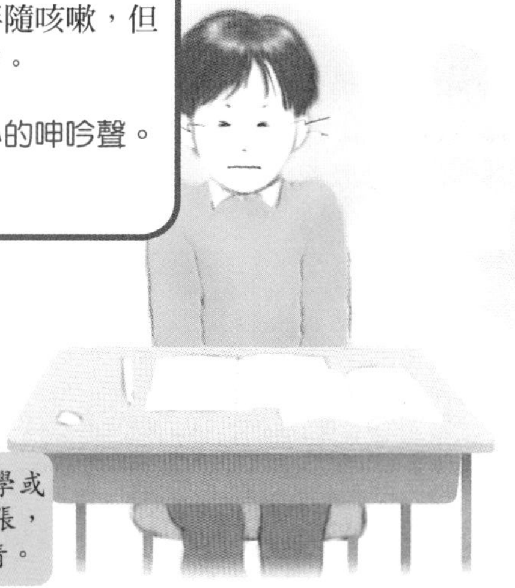

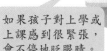

如果孩子對上學或上課感到很緊張，會不停地眨眼睛。

特別關心

什麼狀況下需要入院治療？

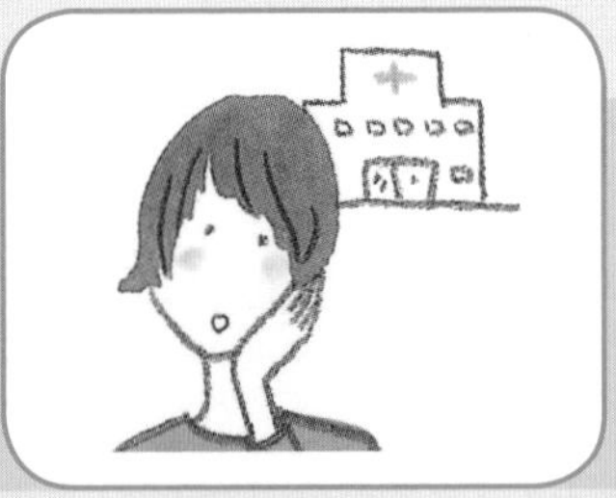

基本上不必藉助治療

亞斯伯格症孩子雖然會出現許多令人困擾的行為特徵，但不需要進入醫療機構接受治療。

需要問題諮詢或帶孩子做發展檢測時，需要與醫師會談，但目的是請教最佳的對應方式，而不是為了治療。

亞斯伯格症不是一種疾病，而是發展上出了問題，它需要的不是治療，而是找出正確的對應方式，並且在日常生活中發掘孩子的特長，幫助他有更好的發展。

如果出現衍生問題，視需要上醫院求診

但如果發現孩子因亞斯伯格症出現了衍生問題，情況就另當別論。

當孩子因遭遇的困擾或所引起的壓力，使得身心狀況出現異常時，或是因人際關係的失敗導致對人感到恐懼，進而使日常生活受到嚴重影響時，就要尋求心理治療。

此時，要積極求助兒童精神科醫師或心理治療師，藉著與專家的會談盡速改善，以避免產生衍生問題。衍生問題的主因是受到周圍無理的要求，或是受到不適當的對待。

心理疾病的有效治療方式

- 對人感到恐懼——心理治療。憂鬱況狀嚴重時，可考慮藥物治療。
- 被欺負、不喜歡上學——心理治療。可考慮轉學到其他地區。
- 身心症——根本性的心理治療。尤其是有頭痛、腹痛現象時。
- 恐慌症、強迫症——神經方面的病症以心理治療有效。
- 睡眠障礙——首先改善生活環境。此外還可用心理治療和藥物治療。
- 自傷行為——心理治療。身體方面的問題以內科、外科治療。

第4章

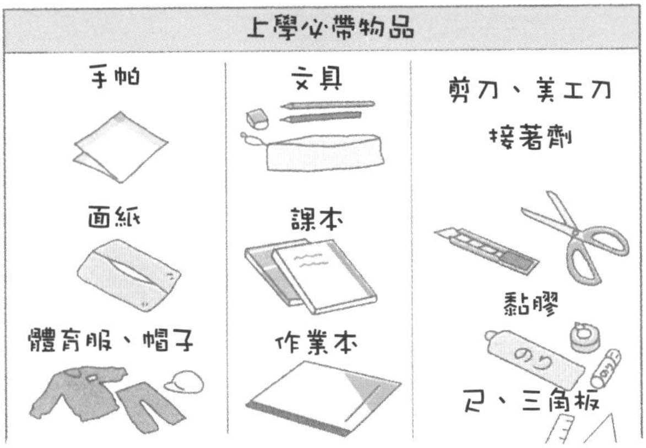
上學必帶物品
手帕
文具
剪刀、美工刀
接著劑
面紙
課本
黏膠
のり
體育服、帽子
作業本
尺、三角板

將環境具體圖像化能使生活更順利

亞斯伯格症孩子的感覺系統與正常人不相同，
並且對複雜的動作通常理解的速度較緩慢，
靠著自己很難記住一般的生活規範。
教孩子洗澡、換衣服、打掃、清潔物品時，
一定要用極大的耐性一步一步慢慢來。

案例

如何減少生活上的困擾

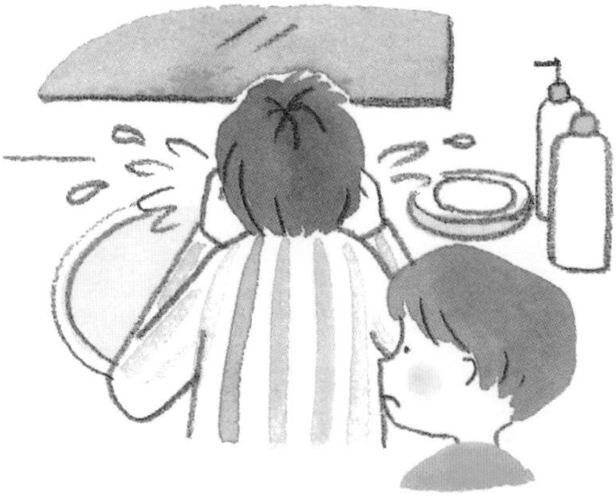

❶ 我的兒子除了與人溝通互動有問題，還有其他許多困擾。例如：他很不喜歡洗臉和洗澡，對於別人的觸摸也很抗拒。

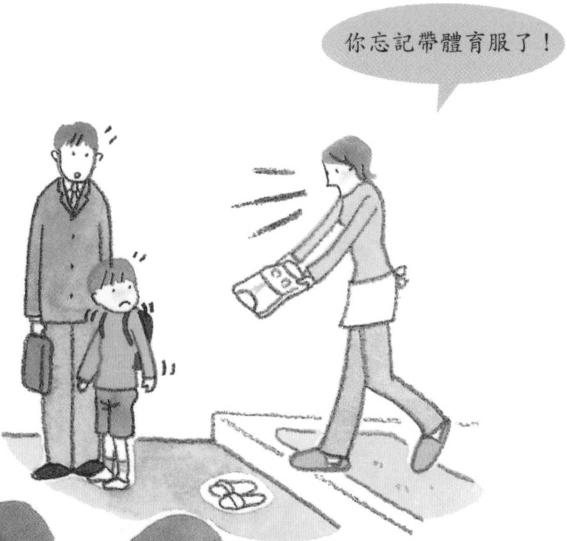

❷ 兒子經常忘東忘西，漫不經心，聽說這和亞斯伯格症有關。每天早上送他出門上學真是一件苦差事。

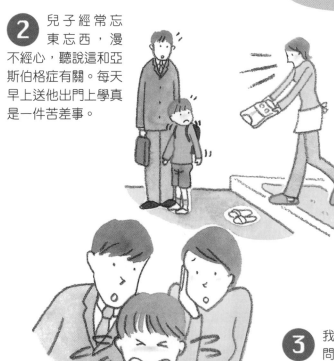

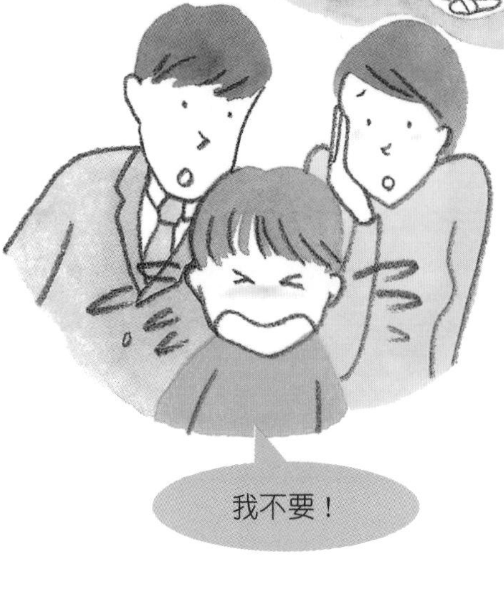

❸ 我們注意到了這個問題，教他要多用點心，但他經常會出現恐慌的情緒，甚至哭了起來，情況反而更糟。到底該如何教他才好呢？

4 孩子對一些噪音或較大的聲音很難忍受，有時走過商店門口，聽到裡面的音樂也會發狂地排斥。如果我們能夠理解他的感覺或障礙，相信對他會更好。

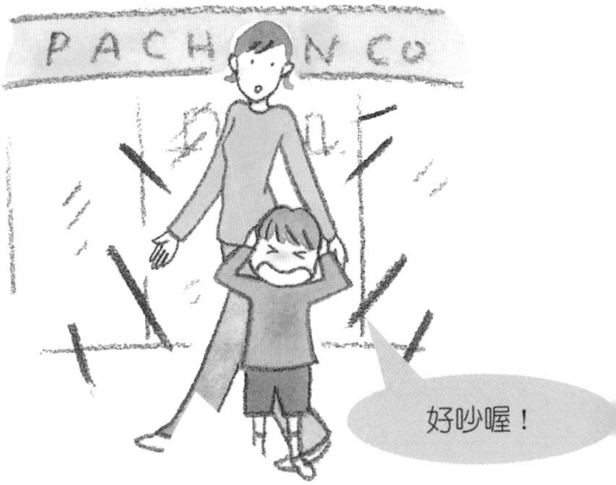
PACH N CO
好吵喔！

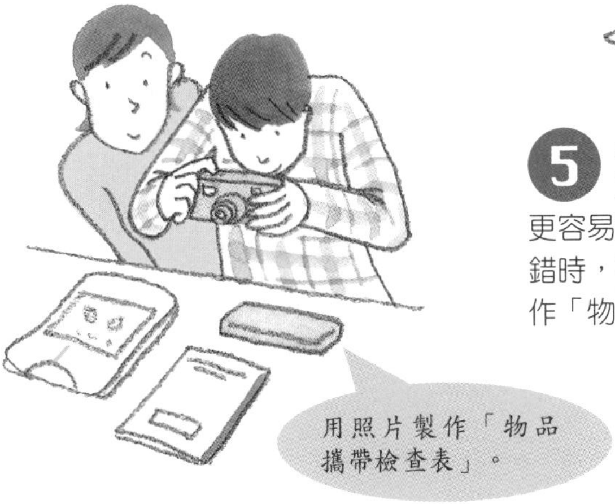
用照片製作「物品攜帶檢查表」。

5 與其用口頭告訴孩子，不如拿圖畫或照片給他看，更容易讓他理解和記憶。當孩子出錯時，不可大聲喝斥，並且為他製作「物品攜帶檢查表」。

6 孩子看著照片會比較樂於檢查自己該帶的物品，可以慢慢減少忘記的東西。父母和孩子在摸索中，可以同時多試試其他的方法。

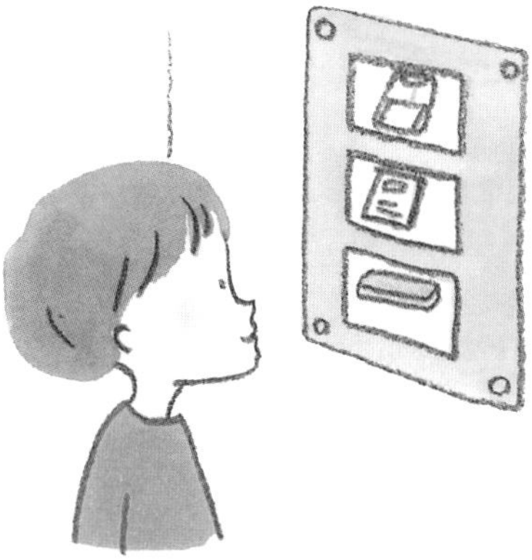

事實與迷思

在生活支援方面，什麼樣的對應，才是最理想的呢？除了運用插圖、照片之外，想想看還有什麼方式？

基本原則 1

一步一步具體地教導孩子

生活方面的對應，最基本的是要做出讓孩子很容易了解的指示。各種工作盡量簡單化，並且一步一步具體地教導他。

隨時牢記7大重點

教導亞斯伯格症孩子學會好的日常生活習慣有七個重點。不要要求他做複雜的工作，只要清楚簡潔地傳達他該做的事即可。先讓他嘗試可以勝任的事，培養他的成就感。

一步一步教

即使是一連串的連續性工作，如果要求孩子一次完成好幾個動作，他會很困擾。例如：把衣服脫下來、摺好、放進籃子，一步一步地教孩子如何做。

✕ 一次做好幾個動作

具體說明

不要用模棱兩可的語詞或是需要想像力才能懂的語詞，例如：「把衣服收拾一下」。

請直接具體地說「把衣服摺好」，必要時做出示範動作。

✕ 「收拾一下」、「弄整齊一點」。

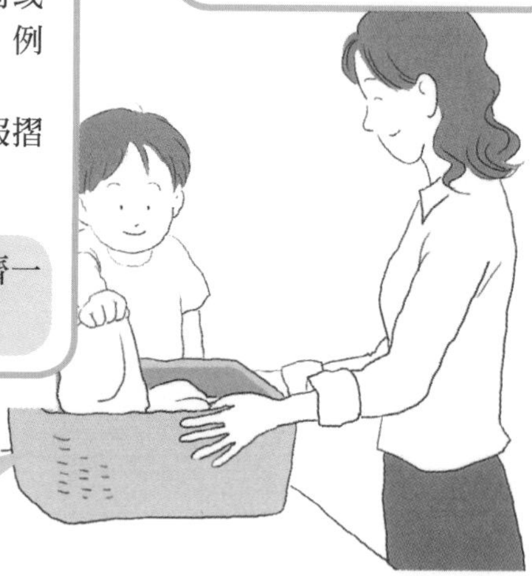

當孩子準備把衣服收到籃子裡時，清楚地對他說「現在把衣服收到籃子裡」。

耐心地從旁扶持，用簡單易懂的溝通方式

亞斯伯格症孩子在日常生活中，會表現出許多不同的特徵，以及令人苦惱的習性。如很多孩子不喜歡洗臉，也不會把東西整理好。雖然乍看之下不容易立刻發現他們的缺失，但他們又好像活在另外一個世界裡，讓人覺得很難溝通。

大人們要耐心從旁協助，以他們能夠接受的方式教育他們。不要想很快改掉孩子不好的習慣，也要盡量避免挑剔指責，以免增加孩子的壓力。

指示孩子做某件事時，要用簡單易懂的方式，說話時也要直接說出重點。這樣小小的改變，就能大大提高孩子的理解度。

預　告

當孩子開始一項工作時，明確告訴他什麼時候結束。例如：「這件衣服洗好就可以了。」讓孩子預先知道工作的範圍。

✕ 讓孩子自己判斷該幫忙哪些家事。

說話簡短

盡量省略多餘的語詞，例如：「如果裡面有爸爸的衣服的話，你乾脆就順便整理一下」，像這樣的指令，會令孩子摸不著頭緒。

✕ 語句冗長而複雜。

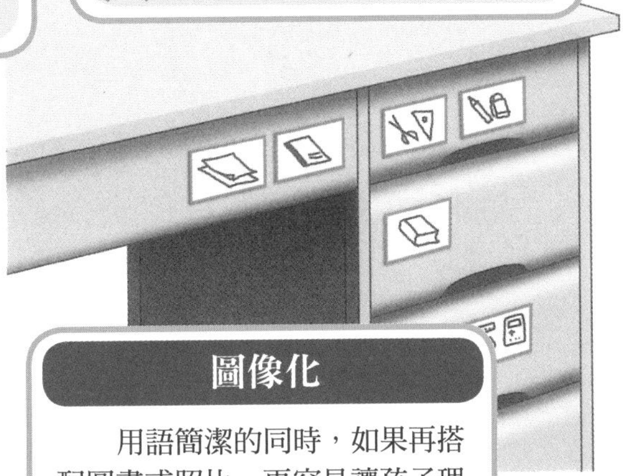

將生活物品圖像化有利於孩子理解。

減少失敗經驗

不要強求孩子做沒有能力做到的事。過多的失敗經驗會使孩子變得退縮。仔細觀察孩子的能力，讓他做一些可以勝任的事，以建立他的自信。

✕ 什麼事都讓孩子去經歷。

圖像化

用語簡潔的同時，如果再搭配圖畫或照片，更容易讓孩子理解。不過有的孩子更容易接受手勢或文字。

✕ 只用言語指示。

過度保護好，還是自由放任好？

過度保護和自由放任其實各有利弊，不能絕對說哪一種方式比另一種方式好。

但要特別注意的是，如果對亞斯伯格症孩子強行要求他做不到的事，會使他感到不安與恐懼，反而會阻礙他的成長，甚至引起衍生問題。

但這並不表示自由放任就比較好，最理想的方式是溫和而有耐性地教導，期待他有更豐富多元的發展。

多給予肯定

孩子做得不對也不要用否定的話去責備他。將「衣服脫下來就丟在那裡，真是糟糕！」改成「衣服脫下來要記得放進洗衣籃喔！」心平氣和地告訴孩子什麼是對的。

✕ 孩子做得不對時就責罵。

基本原則 2

藉著「TEACCH」使環境視覺化

「TEACCH」方案是一種具體的療育實踐法，廣受世界好評。該方案在孩子的學習方面及生活方面，都能發揮極大的效果。

運用在美國的自閉症療育法

「TEACCH」是一九六〇年代由美國開發出來的自閉症訓練課程，主要針對自閉症兒童的思想、學習和行為特點，兼採用「結構化教學」的原理，設計成一套可協助導師有系統地安排教學環境、教材及程序的課程。

「TEACCH」強調將抽象的概念變得具體及形象化，並盡量利用視覺提示，幫助自閉症兒童建立個人工作系統與習慣，提升他們的獨立能力，以便融入社群。

「TEACCH」亦強調家長在自閉症兒童康復過程中所扮演的角色，家長在獲得正確的指導後，可以為孩子進行家居訓練，而課程亦為家長提供可行的訓練目標。

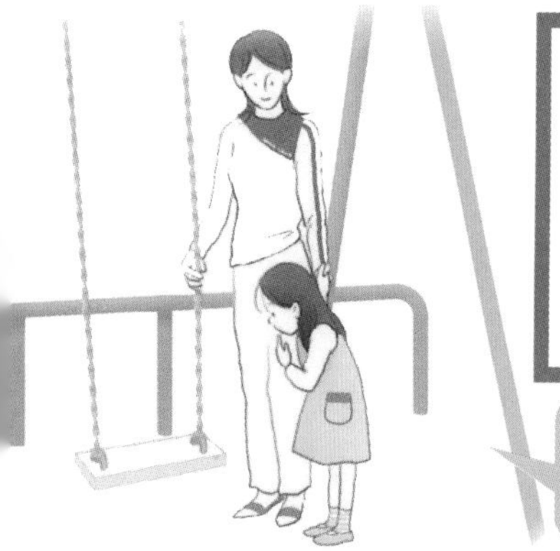

完全地接納孩子

「TEACCH」的基本精神就是積極地從旁扶持孩子，在理解每個孩子的特性後，思考如何給予必要的支援，並充分予以實踐，期望孩子可以自然地發揮個人的能力。

很多亞斯伯格症孩子不知道如何盪鞦韆，如果大人可以從旁協助，他們是可以學會的。

個體化

每個孩子的特性各不相同，藉著發展檢測可以了解其特性，將每個孩子視為不同個體。

尋求專家的協助

家長不要默默獨自承擔問題，個人的力量是有限的，要找專家諮詢尋求幫助。

觀照孩子的未來

指導孩子時要以讓他們能夠自主生活為目標，以期許未來可以走更長遠的路。

從旁協助扶持

家長要配合孩子的需求予以協助。不是要「促使」孩子理解，而是要「幫助」孩子理解。

實踐TEACCH的基本理念有四項，所有參與亞斯伯格孩子的教育及成長的關係人都需要了解。

如何使孩子生活更順利

「TEACCH」有許多專業的方法和理論，其中很多是父母在日常生活中就可以運用的。

生活空間結構化

廣泛性發展障礙的孩子在意義及用途不明的空間裡生活會感到很困惑，父母有必要將家中不同用途的區域分隔清楚，亦即將空間「結構化」，以使孩子作息更順利（參見第89頁）。

- 例如：將「遊戲」、「讀書」的空間清楚區分。
- 讀書空間區分清楚，可以幫助孩子集中注意力。

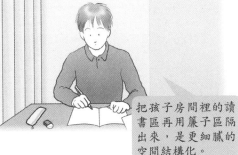

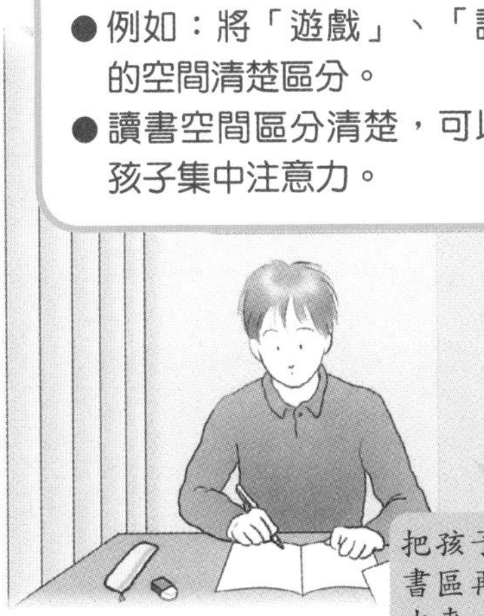

把孩子房間裡的讀書區再用簾子區隔出來，是更細膩的空間結構化。

明白自己的習性

孩子在生活上會有許多苦惱，例如：不喜歡換衣服、不喜歡洗澡，這是因為他的感覺有偏異，因此無法理所當然地接受這些日常生活的好習慣。不要勉強孩子立即改正，而要慢慢引導他。

- 父母和孩子本身都要知道他有觸覺敏感的問題。
- 教孩子正確的社會性，也讓他知道自己的癖好。

作息時間結構化

亞斯伯格症孩子對於時間概念的理解有困難。如果不明確指出作息的時間，他們就會無所適從，導致作息混亂。請清楚指導孩子作業的流程、時間的流程（參見第88頁）。

- 製作由時鐘、文字、插圖組成的作息表。
- 製作作業流程一覽表，並設定目標。

實踐重於理解

教給孩子「生活中最需要用到的觀念」放在第一位考量。即使孩子不了解正確的語詞或整個工作流程，但如果可以記住生活中必要的事，仍可視為已達成目標（參見第84頁）。

- 先不要教資源回收的概念，而是教如何垃圾分類。
- 不需要強求孩子知道「抱歉」的概念，犯了錯就直接向人說對不起。

讓孩子擁有具體行動的能力，可以使他理解社會性，並培養他的想像力。

對應方法 1

用圖像來幫助孩子學會生活規範

「保持乾淨」、「遵守禮儀」，這種抽象的用語無法讓孩子養成正確的生活習慣。可以用圖畫來幫助孩子理解，並且牢牢記住。

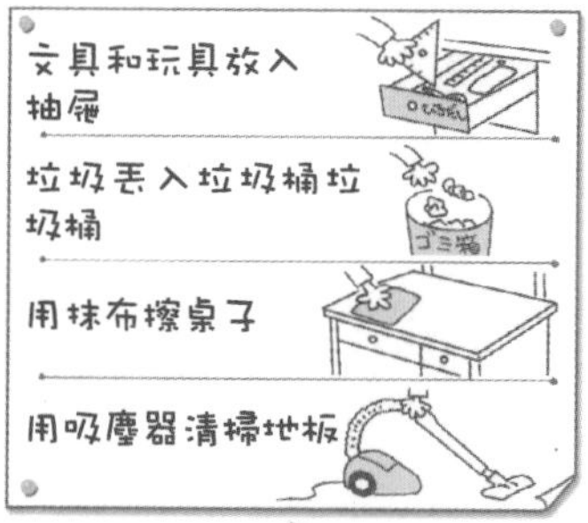

文具和玩具放入抽屜
垃圾丟入垃圾桶垃圾桶
用抹布擦桌子
用吸塵器清掃地板

對於不知道如何進行清潔工作的亞斯伯格孩子，可以用圖片向他解釋工作的程序。

多一點點支持 孩子會大大進步

有廣泛性發展障礙的人經常有「視覺學習」（Visual learning）的傾向，亦即他們是藉著視覺的情報來學習。對他們來說，圖畫和照片等，是非常寶貴的學習媒介。

如果孩子經常會記不得吃飯、洗澡等生活基本習慣，不妨用圖片來提醒他，假以時日他就會自己記住了。

讓孩子看圖片，可以幫助他理解，此外，對於不容易聽懂別人說話內容的小孩，圖片不失為一個有利的輔助工具。如果對孩子說「接下來要剪頭髮了喔！」，他無法立刻明白的話，只要拿出圖片，他便可以會意了。

出示圖片可加速學習

掃除、清洗衣物等需要用到手指的工作，對亞斯伯格症孩子孩說較難學會，做起來也倍感吃力。如果用有插圖的範本來說明，可以幫助他理解。

掃除・整理

掃除工作以吸塵器吸頭可以搆到的範圍為準。要孩子整理物品，必須先規定固定放置的地方，他比較容易記得。最後還要教孩子做好確認的工作。

洗澡・洗臉

- 先示範清洗身體的各種步驟。
- 不要強行觸碰他的身體，一定要尊重孩子的感受。
- 洗臉可以從讓孩子習慣用毛巾觸碰臉開始。

吃飯

很多孩子不喜歡吃黏糊糊的食物。暫時不要給他不喜歡的食物，讓他在快樂進餐中開始學習飲食習慣。

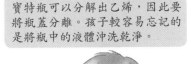

提升生活能力

首先最重要的是先記住如何整理自己的物品、如何洗澡等切身的生活習慣，等到都學會了，再進一步教他幫忙做家事。如果能夠持續進步，成長到能夠自立生活是指日可待的。

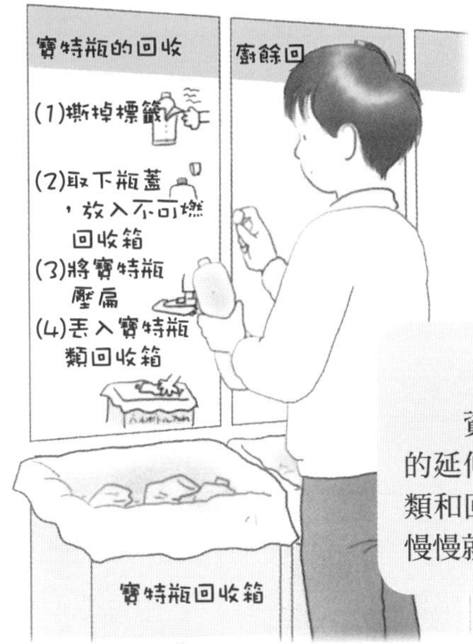
寶特瓶的回收
(1)撕掉標籤
(2)取下瓶蓋
，放入不可燃
回收箱
(3)將寶特瓶
壓扁
(4)丟入寶特瓶
類回收箱
廚餘回
寶特瓶回收箱

寶特瓶可以分解出乙烯，因此要將瓶蓋分離。孩子較容易忘記的是將瓶中的液體沖洗乾淨。

資源回收

資源回收是整理工作的延伸，教孩子將垃圾分類和回收。多重複幾次，慢慢就會記得了。

不止是整理東西，還可以教孩子什麼該從籃子裡拿出來，什麼可以扔掉。

更換衣服

教孩子如何把衣服拿出來，換穿在身上，然後慢慢減少從旁協助，最終讓他可以自主地穿脫。

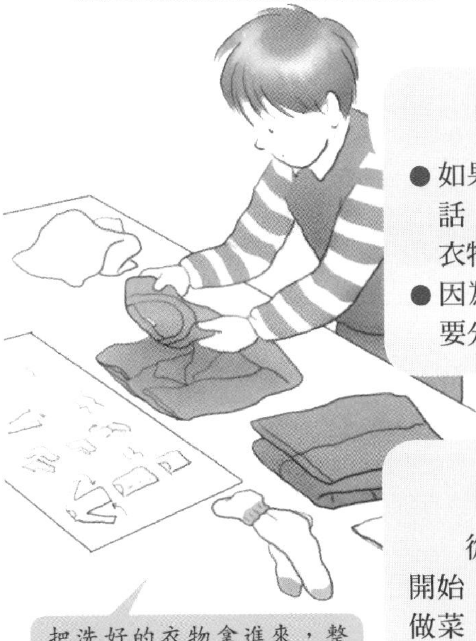

清洗衣物

- 如果孩子對水不排斥的話，可以讓他嘗試清洗衣物。
- 因為程序比較複雜，需要分解示範的動作。

如果孩子不排斥洗臉台和浴室等場所的話，應該會對清洗衣物有興趣。

買東西

如果孩子對吃東西有興趣，很容易延伸其他的相關工作，例如：帶他一起去超市買東西，順便教他如何付錢。

煮飯．做菜

從碗盤的整理和清洗開始，延伸到幫忙洗菜、做菜，直到孩子可以獨當一面為止。

這是延伸幫忙廚房工作的前導要素，但是刀具或爐火等危險的器具，還是避免讓孩子觸碰。

把洗好的衣物拿進來，整理好以後放進抽屜。只要孩子記住了，每天都會不厭其煩地幫忙。

對應方法 2

讓孩子學會自己檢查該帶的物品

對自己的隨身物品常常丟三落四，也不會選擇該穿的衣服和分辨顏色，這樣的障礙會造成穿衣服方面的困擾。

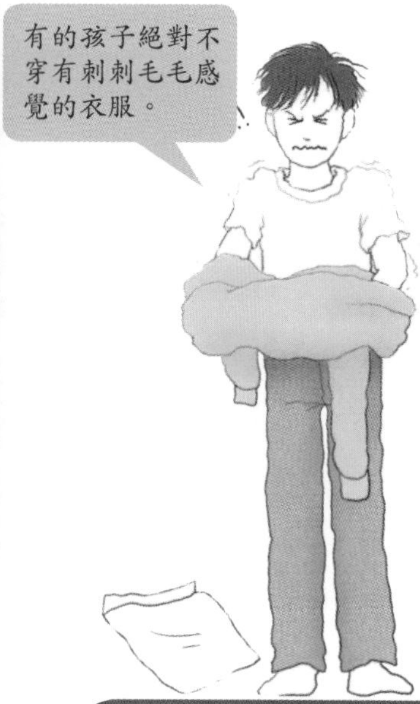

對切身的事反應兩極化

對於自己切身的事，孩子會表現出兩個極端，有時完全不在乎，有時又非常固執。當孩子堅持自己的意見時，很容易讓人誤以為他十分任性。

觸覺敏感

如果孩子的觸覺極為敏感，要慎選衣服的材質和觸感，否則很可能遭到孩子強烈的反抗。

- 有的孩子不喜歡袖口和領口的觸感，請避免這些款式的衣服。

缺乏社會性

邋遢地出現在別人面前也不在乎，對於別人如何看待自己，沒有深刻的意識。

- 襯衫的釦子扣錯了照樣出門。

三個因素之間會互相影響，要區分真正的原因、找出對策，是有困難的。

個人癖好

有的孩子對某種特定顏色和款式的衣服很固執，喜歡一直穿同樣的衣服，討厭穿新衣服。

- 即使到了寒冷的季節，仍然穿得很單薄，不懂得增添衣服。

完全接受孩子的癖好比較好嗎？

因為孩子的任性表現不是故意的，基本上家長直接接受較好。但是要注意，如果孩子太不注重清潔衛生，或是衣著太邋遢，還是要約束；設法讓孩子依場合輪流穿不同的衣服。

不是生性喜歡髒亂邋遢

亞斯伯格症孩子經常在服裝方面給人不修邊幅的邋遢感，該帶的物品也經常丟三落四，讓人誤以為他漫不經心。

事實上，他們並非本性如此，而是感覺系統出了問題。再者，因為他們有社交障礙，往往不知道自己的各種行為表現，別人有什麼看法評價，亦即較缺乏社交禮儀規範的概念。

親子共同努力讓孩子學習自立

有關服裝及個人用品的問題，父母最好要費心讓孩子學會自己處理。日常生活中，如果孩子完全依靠父母的照料，是不可能進步成長的。

例如：讓孩子學會自己穿、脫衣服，出門前照鏡子檢查一下是否都穿戴整齊，總之，就是要有獨立照顧自己的意識和能力。該帶的物品，一定要自己準備，並且檢查清楚，不要有所缺漏。

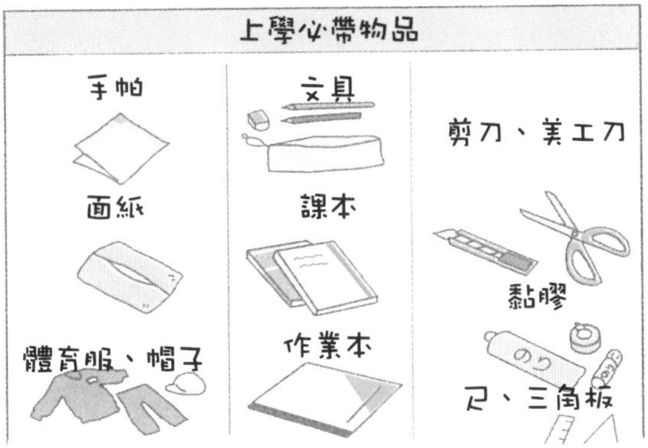

自己檢查上學該帶的物品

孩子自己切身的生活瑣事，如果不訓練他自己處理，未來會有不良的後果。最初可以從旁做必要的協助，但要漸漸減少插手。例如：上學該帶的物品，要求孩子自己檢查是否都齊全。

將物品拍下來，貼在大張的紙上，更方便孩子檢查當日必備的物品是否全帶齊了。

協助孩子檢查

幫孩子製作一張「服裝、物品的檢查表」，並且每天跟孩子一起做好檢查的工作。

檢查表不僅能應用在清點服裝和物品上，還可以靈活運用在其他很多方面。例如：訓練孩子幫忙倒垃圾、清洗用具等家事，外出回家之後記得洗手、漱口等等都可以製作成一覽表。

讓孩子自己檢查

待孩子熟悉了上學前的檢查工作，慢慢放手讓他自己進行，若發生有缺漏時在從旁提醒他。

有的孩子很快就能做得很好，但無論如何不要給孩子太大壓力，耐心等他慢慢進步。

不再依靠檢查表

將檢查表貼在牆上，需要時才看一下。最後的目標是不再依靠檢查表，就能準備好該帶的物品。

對應方法 3

用圖解清楚表示時間、空間的分配

針對處在自由狀態中很容易無所適從的亞斯伯格症孩子，一定要把時間和空間做出很明確的區分。

詳細預告每天的作息時間

對應亞斯伯格症孩子時，提早讓他知道預定的作息是不變的鐵則。不僅是要和他說話或是要求他讀書，連整個生活步驟最好都要讓他先知道。因為他們對時間和工作流程的理解有困難，所以要盡量預先將從早到晚的作息詳細告訴他。

早上

把上學前該完成的事依順序清楚列表

把早上起床到出門前該做的事：洗臉、換衣服、吃早餐、刷牙等依順序列表，如果孩子有遺漏再提醒。

中午

依照作息表來學習

學校裡的作息本來就有清楚的時間分配，孩子很容易依循，但是課堂中進行的教學流程，則需要清楚地向孩子說明。

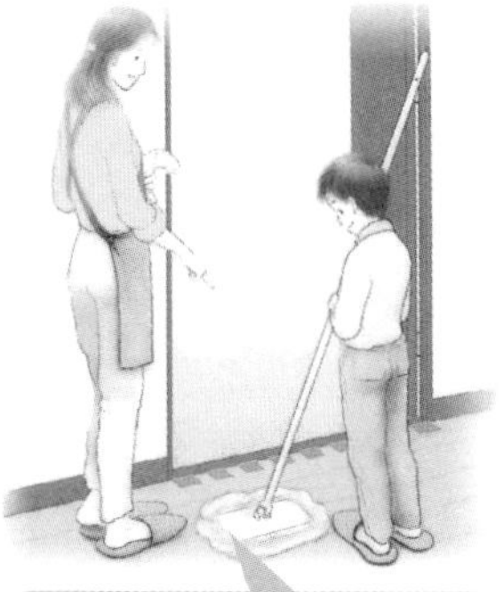

孩子在做掃除工作時，把區域的界線標示出來，讓他清楚知道範圍，做起來更安心。

下午

非既定的活動事先向孩子說明

在學校裡，每個學期都會出現非行事曆上預定的活動，碰到這種狀況時，亞斯伯格症孩子會感到較混亂。如果有臨時性的學習活動，務必在事前向孩子說明清楚。

讓孩子幫忙做家事

放學後的活動也要盡量先預定好。讓孩子幫忙做家事，可以培養他對時間以及工作流程開始和結束的認知。

晚上

休閒時間也要預定，以使孩子安心

即使在家裡，何時是自由休閒時間，也要讓孩子預先知道，他才不會無所適從。可以和他商量，什麼時間打電動，什麼時間讀書。

如整天都可以依照所預定的計畫來作息，以讓孩子的混亂降到最低。

明確設定每個空間的功能

將每個空間的功能都清楚地設定稱為「結構化」。這是TEACCH訓練課程中的療育法之一。如果空間的區隔不明確，會造成孩子不安。請將每個場所的功能區分清楚，為孩子打造有助於集中注意力的環境。

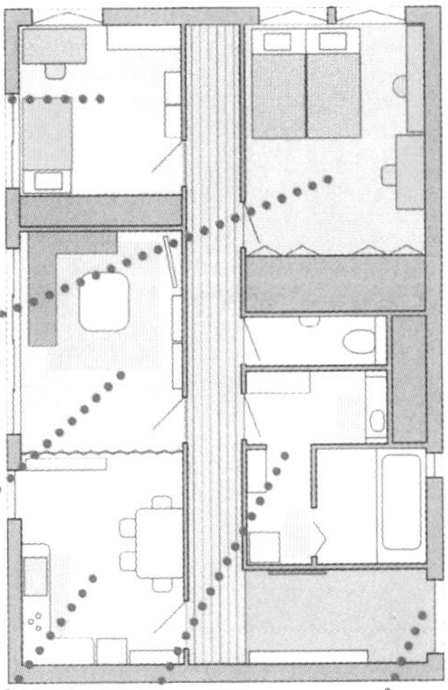

孩子房
將書桌與周圍的配置隔開，使成一個獨立的讀書區，並且裡面不要放玩具。

父母房
孩子和父母的寢室最好選擇較安靜的角落，當孩子情緒不穩定時，可以有適當的地方平靜下來。

起居室
可以當作孩子休閒遊戲的地方。電視或遊樂器都放置在此，並事先決定使用的時間。

廚房
烹飪食物的地方，也可以讓孩子在此幫忙做家事。用餐可以在廚房也可以在起居室，用餐時要教導孩子餐桌禮儀。

更衣室・盥洗室
洗澡、洗臉、刷牙的地方。因為在此要做好幾件事，孩子難免困擾，請耐心教導。也可以在這裡教孩子如何換衣服及清洗衣物。

玄關
在這裡可以設置白板，用來張貼日常作息表，及上學應帶物品檢查表。

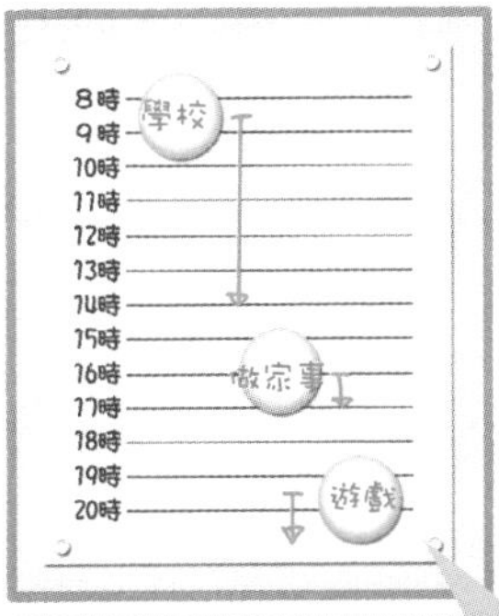

可在玄關、走廊、或房間與房間的走道牆壁上設置白板，將作息表貼在上面。如此，孩子可以很快確認當天該做的事。

明確地區分清楚，讓孩子感到安心

亞斯伯格症孩子對於自己所處的環境，如果可以很清楚地區分，會感到很安心。如果給他一段自由時間，他反而會不知所措。

但有的孩子對於如何分配時間和空間非常固執，不容許一點點馬虎。如果你的孩子不是這樣的特性，就要從旁協助他把時間和空間都規畫好。

空間與空間的區隔線一定要非常清楚

有的孩子即使給他口頭上具體的指示，他仍然會不明所以，但如果清楚告訴他應該在哪裡做哪件事，他便能很快展開行動。

因孩子可以把行為和場所在腦子裡做連結，所以當大人給予時間、空間、動作的指示時，他便很容易理解。在時間的分配方面，可排定作息表；空間的分配則可以畫出平面圖，並說明每塊區域的用途。

不要突然大聲或突然接近孩子

對孩子來說，與適當的對應同樣重要的是，盡量降低使他混亂的因子。即使孩子漸漸成長，但原本感到困擾的事還是會存在；請營造一個沒有壓力的環境。

身處陌生的場所會感到不安

孩子藉著「TEACCH」訓練課程及其他的對應方案，慢慢學會正確的生活習慣，許多事可以獨立處理，但並不表示他對所有情境都能感到安心。

他們對於較大的聲音或人多的環境，仍然會苦於不知如何去面對。在一般的狀況下，他可以表現得很正常，但如果遇到人多且非日常習慣的環境，可能就會出現反常的行為。

因此在生活方面的指導，確實要考慮如何讓孩子適應不同的環境，但也不是強迫他去經歷會造成恐慌的情境，例如：強迫他去人多混亂的場合，應該檢視孩子的接受度帶著他慢慢去適應環境。

盡量減少見會感到害怕的對象

亞斯伯格症孩子即使接受過TEACCH的訓練課程，可以過充實獨立的生活，但對於原本不習慣的東西，或是去到陌生的地方，還是會產生混亂。因此當孩子處於不習慣的情境中，大人可一邊運用TEACCH的技巧，一邊幫助孩子減少不安的因素。

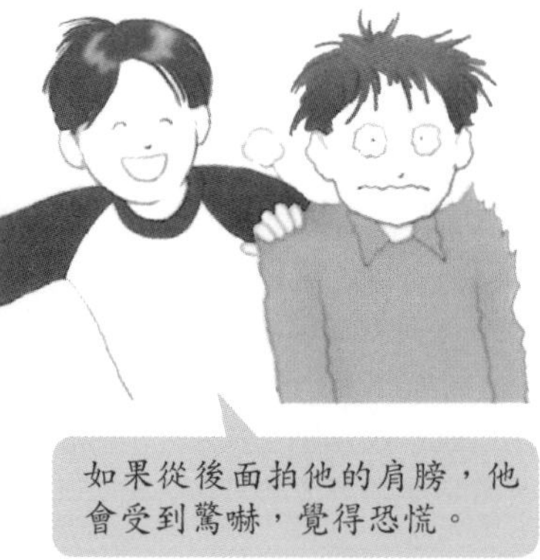
如果從後面拍他的肩膀，他會受到驚嚇，覺得恐慌。

大聲

如果孩子正情緒平穩地做著預定的工作，若是周圍突然發出大的聲音，他會因驚嚇而立即停止動作。

接近

如果有人或物品突然靠近，孩子會產生強烈的不安，有時甚至會出現暴力行為。接近他時請先發出聲音向他預告。

陌生的場所

- 在家裡可以做到的事，到了陌生的場所，因緊張變得不會做了。
- 平日就要協助孩子在不同的場所練習。

人聲混雜

- 在人多的場合，孩子會因混亂失去判斷力。
- 如果明確地指示後，孩子仍無所適從，應盡速更換安靜的場所，並立即安撫他混亂的情緒。

長大成人後亞斯伯格症會痊癒嗎？

亞斯伯格症不是疾病，因此沒有所謂的治療或痊癒的問題。但如果及早採取適當的措施，成人以後一些比較嚴重的問題會慢慢消失，或許這對他本人來說，可稱為「痊癒」吧！

但是在社交、學習、生活等各方面，難免會因為亞斯伯格症的特性，留下些許的影響。對於這些問題，本人需要一個一個積極面對，找出解決之道。

例如：如何對他人不感到恐懼、如何記下別人說話的內容、如何使服裝儀容更整潔等等，都要他自己用心去努力學習，相信假以時日，一定會大幅改善。

隨著年齡漸漸習慣

對於聲音、場所、他人的恐懼感，隨著周圍人的理解和適當的關懷，年紀稍長後會慢慢降低。在可能的範圍內，讓孩子在日常生活中多多體驗，更能使他進步。

與社會的接觸會自然而然增加，如果還是感到困難，大人要從旁協助，絕不可以勉強孩子接受。

外出

在不使孩子懼怕的範圍內，給孩子多一點的外出經驗，但不要讓他單獨行動，一定要有大人陪伴。

與人接觸

藉著學習和興趣，與不認識的人交流，慢慢讓他習慣與他人接觸。

團體生活

幼稚園裡的小組活動，或小學裡的班級活動，透過課外學習，適應團體生活。

交辦事情

- 事先規畫好路線圖，再讓孩子出去辦事。
- 不要讓他去陌生的地方，環境越單純越好。

社交生活

- 從經驗中了解因年齡、地位而來的層級關係。
- 學會如何看場合說話，並且能把記憶中的禮儀適合表達出來。

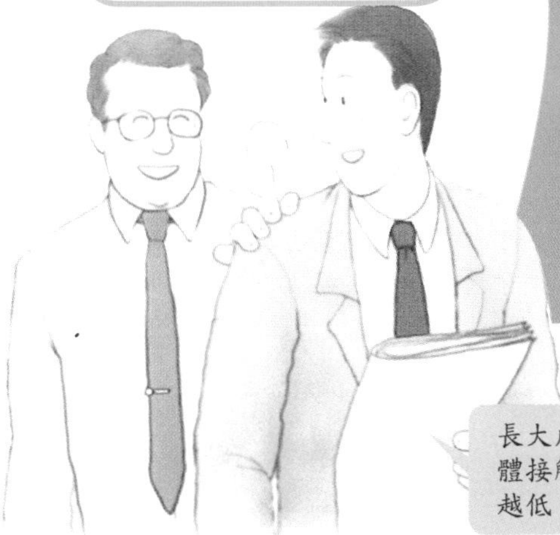

長大成人以後，對於肢體接觸的抵抗性會越來越低。

特別關心

如何防止孩子的不良行為？

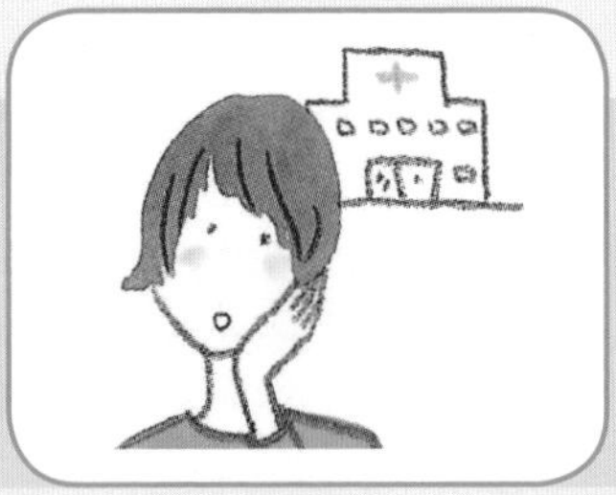

亞斯伯格症並非不良行為的原因

亞斯伯格症本身不是不良行為和犯罪行為的原因。一般人有這樣的想法，毋寧說是對發展障礙者的誤解。有的人甚至剝奪他們居住的權利，逼使他們做出不好的行為。

事實上，針對他們一些突兀的舉動或破壞規則的行為，如周圍的人明白告知他們這樣做是不對的，相信他們是會改進的。

找出解決對策避免衍生問題

應預防孩子的暴力行為，或其他不良的舉止發生，避免衍生問題是非常重要的。

很多孩子因為被欺負，或成績不好而抱有自卑感，才會興起惡作劇的行為，或是表現出特別地調皮搗蛋。

如果在事情發生的當時，周圍有同伴可以平和地告訴他這樣是不對的，並給予適切的支持，對其本人來說，是個找回自信的機會。

相反地，如果他的苦惱沒有人理解，也沒有人能幫助他，那麼不良的行為往往會變本加厲，招致更嚴重的後果，導致衍生問題的出現。

真相並非大家所想的那樣

事實上，很多亞斯伯格症孩子想交朋友的意願非常強烈，因此當有同伴也喜歡惡作劇時，他也會想要參與其中，但這可能並非他的本意。

然而，當其他孩子看到大人的反應，知道惡作劇是不對的，就會立刻停止，而亞斯伯格症孩子則沒有這樣的判斷力，若是老師、家長或同伴無法具體地了解事實的真相，往往會認定他們特別不守規矩。

對於孩子的不良行為，無論是出於本身的自卑感，或是受到同伴的引誘，都需要特別注意。

第5章

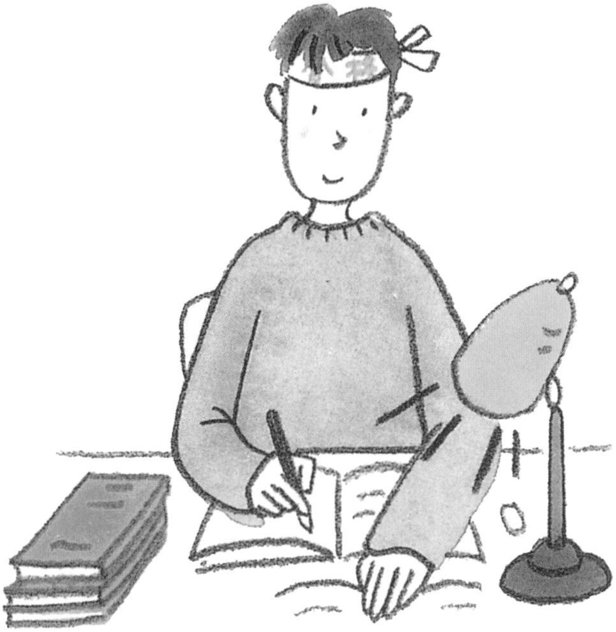

邁入青春期應做好哪些準備

亞斯伯格症孩子的未來絕對不是黯淡無光、毫無希望的。
如何能給予適當的支援，減少理解上的隔閡，
未來無論是考試、就業都不會有太大問題。
總之，最重要的是周圍的人給予正確的療育和支援。

案例

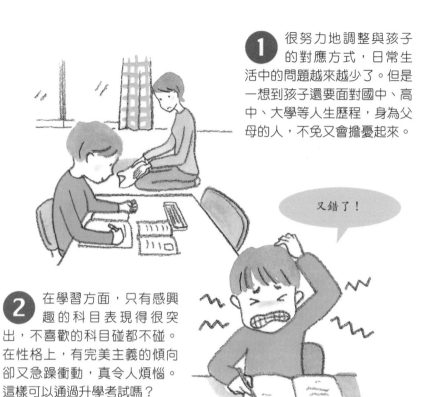

我很擔心孩子未來的求學和求職

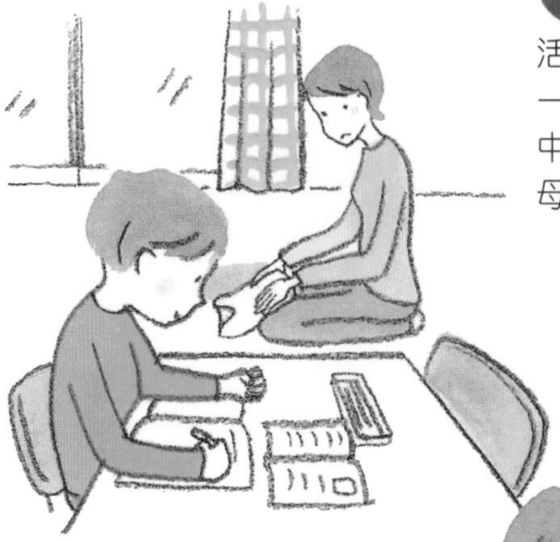

❶ 很努力地調整與孩子的對應方式，日常生活中的問題越來越少了。但是一想到孩子還要面對國中、高中、大學等人生歷程，身為父母的人，不免又會擔憂起來。

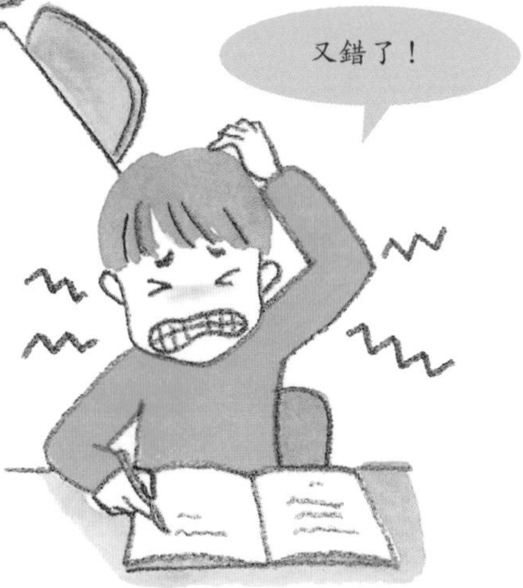

❷ 在學習方面，只有感興趣的科目表現得很突出，不喜歡的科目碰都不碰。在性格上，有完美主義的傾向卻又急躁衝動，真令人煩惱。這樣可以通過升學考試嗎？

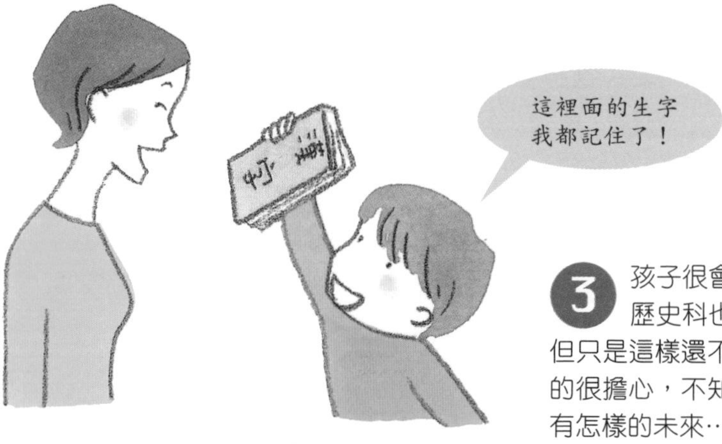

❸ 孩子很會記生字，歷史科也很拿手，但只是這樣還不行吧！真的很擔心，不知道孩子會有怎樣的未來……。

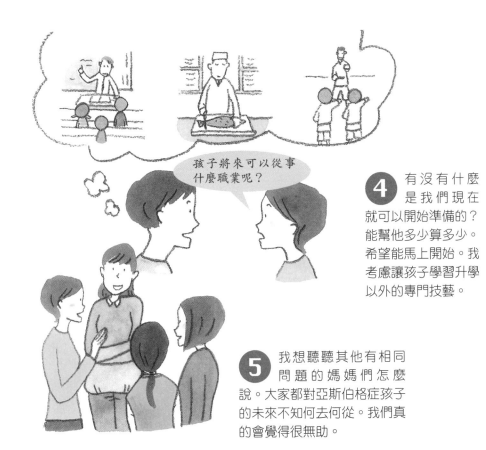

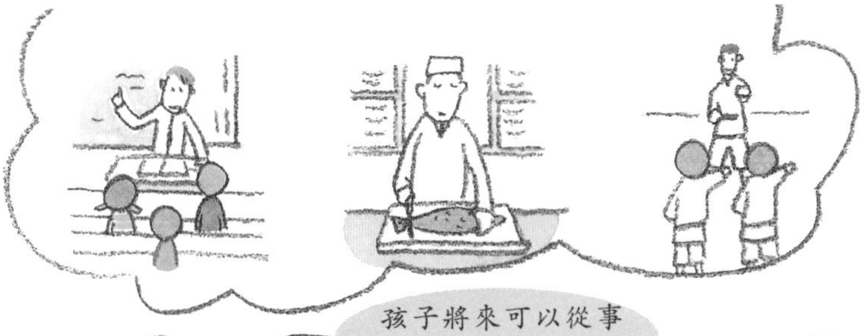

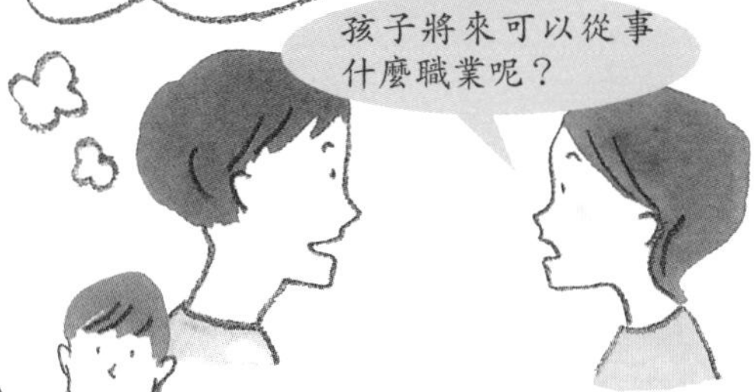
孩子將來可以從事
什麼職業呢？

4 有沒有什麼是我們現在就可以開始準備的？能幫他多少算多少。希望能馬上開始。我考慮讓孩子學習升學以外的專門技藝。

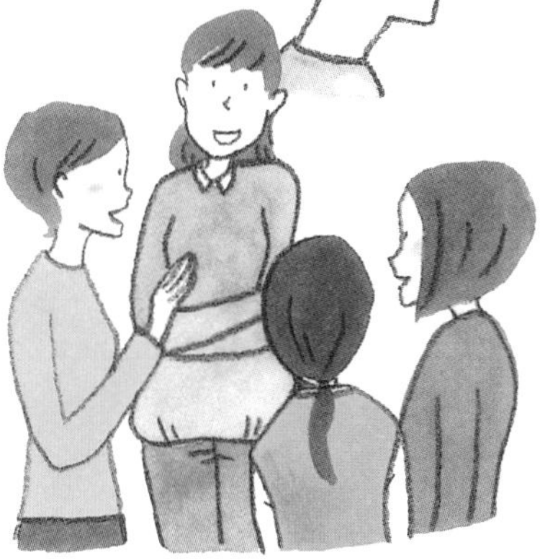

5 我想聽聽其他有相同問題的媽媽們怎麼說。大家都對亞斯伯格症孩子的未來不知何去何從。我們真的會覺得很無助。

事實與迷思

孩子的成長好像是一瞬間的事。展望未來，應開始思考自己該做些什麼準備？能就讀什麼科系？或是能從事什麼工作？

6 我們每個人的狀況不同，除了可參考周圍人的意見之外，最重要的是孩子本身的意願，需要慢慢地對談才能做出決定。不知道我的孩子想做什麼。

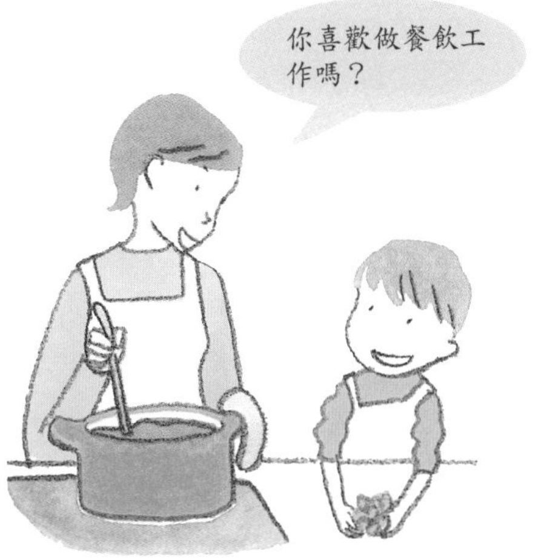
你喜歡做餐飲工
作嗎？

幼兒階段

當老師在約談中指出孩子的狀況時

如果托兒所或幼稚園老師表示要約談家長，孩子可能有發展方面的問題時，不要逃避也不要拒絕，應把握機會了解孩子在學校的狀況。

請求協助並交換訊息

孩子的發展問題不是家庭、保育或教育機構任何一方可以單獨面對的。

有的孩子在家的表現很正常，但到了幼稚園便會變得較緊張。相反地，有的孩子在家裡雖被過度保護，在外面卻獨力性強、可以獨當一面。孩子在不同場合，有時會有不同表現。

如果孩子的托兒所或幼稚園老師指出孩子可能有某方面的問題時，不要逃避或急著反駁，先聽聽看老師的說法，以了解孩子的另一面，並針對學校與家庭不同的問題點，互相交換訊息。只有雙方通力合作，找出適切、一致的對待方式，才是孩子之福。

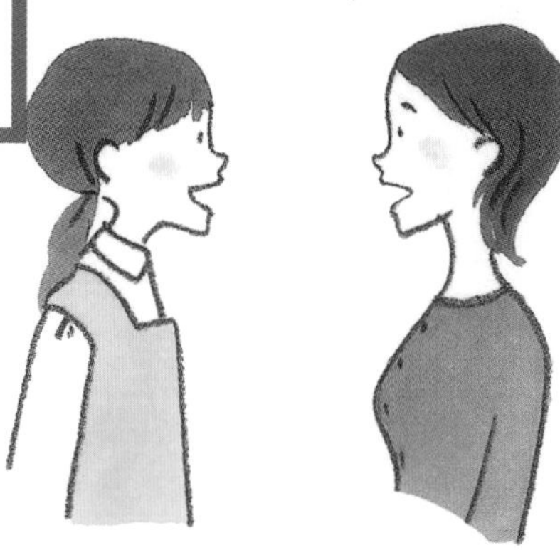
知道孩子在家裡和在園裡的表現有什麼不同，可以更深入地了解孩子。

家長應理解的事

有關孩子發展方面的問題，如果一直追究原因和責任，是沒有任何意義的。最重要的是，尋求老師和其他同伴的協助，盡量讓孩子適應學習環境更為有利。

不要認定是園方的問題

家長被老師約談時，如果與園方衝突，對孩子是十分不利的。最重要的是了解事情的始末。

幼兒期應教的事

個人的生活習慣如果不從小教起，會比較難學會，因此要慎選托育環境。

原因不在於教養方式問題

- 父母千萬不要自責。
- 原因是腦功能的問題，不要歸咎任何人。
- 與其探究原因，不如重視對應。

請老師特別配合的事

雖然孩子有發展遲緩的問題，但是不要對孩子有特別待遇，因為幼兒期的活動很重要，並且應該與人多多接觸，但請視情況不要勉強孩子。另外，在可能的範圍內，讓孩子與其他同伴一起學習。

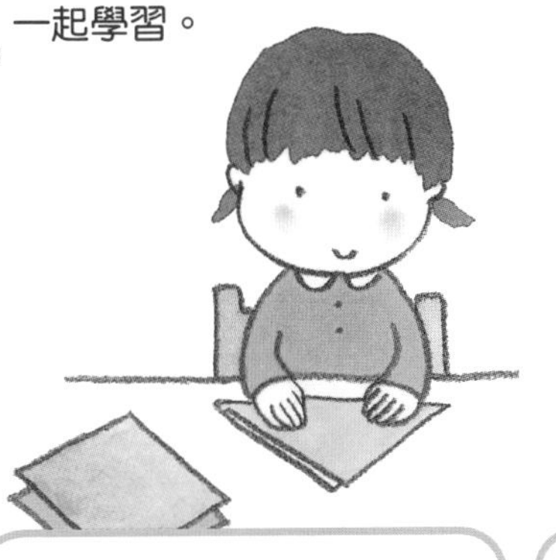

經常活動肢體

孩子對某些運動感到吃力，可以鼓勵他盡量跟著做，不要因此產生自悲而放棄運動。

做好份內的事

整理物品、更換衣服等，培養孩子自己的事自己做的意識。如果可以區分時間、並分擔任務就更好了。

即使孩子用手摺勞作的方式不對，或摺得不順利也沒關係，最重要的是讓孩子活動手指，並從學習中得到快樂。

幼兒期

模仿遊戲

玩模仿遊戲可以學習各種習慣。份內的事不喜歡自己做的孩子，可以藉著模仿遊戲來教導他。

使用工具的活動

讓孩子多進行需要用到工具和手指的活動，例如：摺紙或畫圖。即使做得不理想，也能促進他的發展。

學童期

聽別人說話的習慣

對亞斯伯格症孩子來說，聽別人說話是最難的事。不要急，慢慢地教他。

參加團體活動要注意

不要強迫孩子參加人數多的活動。最理想的狀態是和老師一對一學習，其次是和好朋友一起學。

使用正確的語彙

說話方式正確與否是小問題，幼兒期可不必在意，重要的是要先引起孩子說話的欲望。

各科的學習

國語、數學等科目，進入小學後開始學就足夠了。注意不要因提早教育造成孩子的壓力。

幼兒期優先要學的是生活方式，詞彙和其他科目等進入了小學再開始也不遲。

小學階段
1

特別支援教育方案使學校產生變革

過去，教育機關對於發展障礙兒童的支援實在很少，自二〇〇七年度起實行新制度，孩子開始可以就近得到學校的支援。

所有的小學開始實施「特別支援」

特別支援教育適用於日本的小學。依地域的不同，整備的進度有所不同，原則上是孩子在任何學校都可以接受到支援。

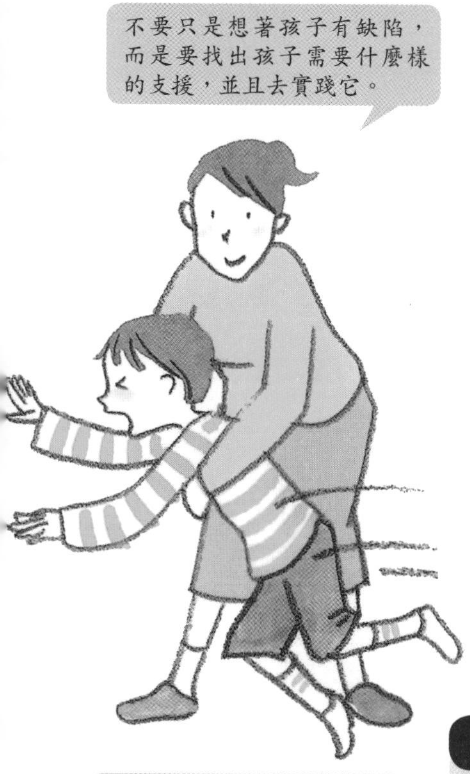
不要只是想著孩子有缺陷，而是要找出孩子需要什麼樣的支援，並且去實踐它。

將障礙兒童以特殊學籍來教育

↓

針對需要支援的兒童給予特別的支援

特別支援教育

日本自二〇〇七年度起開始的新教育制度。以在過去的障礙兒童教育中無法受到支援的發展障礙兒童為支援對象。自閉症、ADHD、LD的孩子在一般學級就讀的同時，視需要另外接受通級教室、特別支援學級等的支援課程。

- 原設置於地區小學中的特殊學級，變更為「特別支援學級」，使發展障礙兒童也可以受到支援。
- 過去的視障學校、聽障學校、養護學校，統一為「特別支援學校」，與地區小學做更緊密的結合。

制度尚在整備中

特別支援教育是才開始不久的教育制度。雖然經過很長的準備期，環境整備方面已大致完成，但仍有許多問題有待改進。期待該制度在實踐中能發現更多問題，以變更及調整出更好的系統，將特別支援教育的品質不斷提升。

二〇〇七年起實施新的教育制度

日本文部省將學校教育法做了部分修正，於二〇〇七年在全國的學校開始新的「特別支援教育」制度。

過去，學校已針對視障、聽障的學生給予支援，但是對發展障礙兒童的支援則沒有訂定制度。這次的制度修正，開始將發展障礙兒童納入，使他們也可以得到支援。

在自家就近的小學就可以得到支援

特別支援教育明文規定，如果孩子患有亞斯格症、ADHD等發展障礙，在小學裡就可以受到支援。

在過去，發展障礙是由專門的療育機構及支援中心做基本的對應，今後日本的小學都可以提供相關的支援。目前依地域不同，支援的內容有所差異。

選擇適合孩子特性的教室

因為新設的特別支援教育，使得障礙孩子在學習方式上有了更多的選擇。以前，需要依障礙程度選擇適合的資源，今後可以依支援的必要性，考慮各個不同特性的資源班。

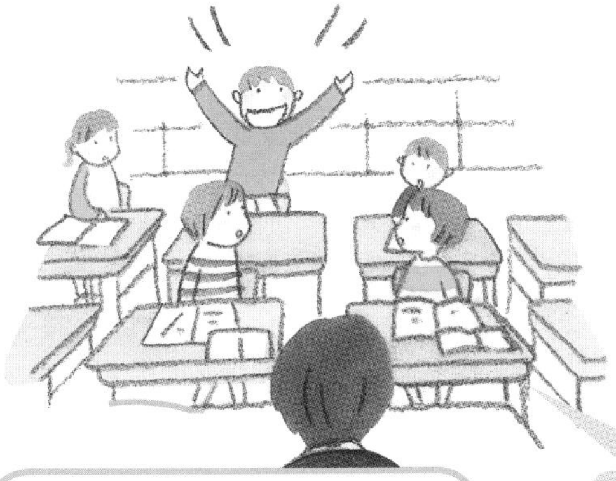

對於在課堂上會突然站起來並大聲說話的孩子，老師更需要用溫和的語氣勸導。

普通班

接受一般的課程。因受到的支援為最低限度的支援，在可能範圍內可與一般教室相通。

資源班

在語言、溝通、各科等各方面，依個人的發展程度接受對應的教育。

普通班與資源班可以相通，只有在必要的領域利用資源班來支援。

特教班

因發展障礙使得接受一般課程有困難時，可以選擇特別支援學級。該課程內容可獲得專門的對應。

其他還有可接受專門療育的特別支援教育學校。有別於各地區小學的普及化，特別支援教育學校僅在一部分地區設置。當孩子就讀一般小學遭遇困難時，可考慮選擇。

最好向學校說明孩子的情況

是否要向周圍的人說明孩子發展障礙的情況，實在是個難題。但是衡量利弊得失，還是向學校詳細說明較好。

說明情況可獲得支援

有時向學校或其他照顧孩子的人說明孩子有發展障礙，確實會招來不必要的誤解。但是如果能夠詳細委婉地說明，相信可以獲得理解。要使孩子得到適切的支援，周圍的協助是不可或缺的。

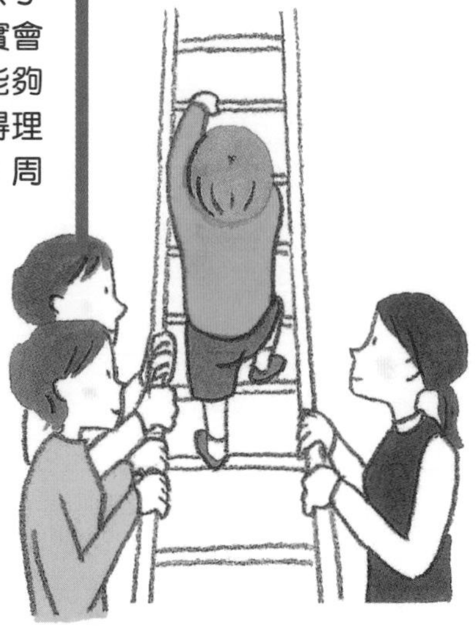

如果家長與老師可以同心協力，孩子的心會更堅強安定。

優點

可以在家裡和學校同時接受一貫的適切支援，並且有助於請求相關資源的協助。

缺點

有可能招致誤解，不但使孩子本身受到傷害，也增加家人的負擔。

事實上，缺點的部分可以透過誠懇的溝通減到最低，而不可忽視的優點，則是可以讓孩子得到適切的環境。

依場合需要做基本的告知

特殊支援教育開始啟動後，確實已帶來某種影響，例如：學校裡的師長對發展障礙的理解程度，和過去比起來高出許多，其中有些是在孩子家屬未做詳細說明之下，老師就已經了解的。

雖然有些案例顯示，向學校說明孩子有發展障礙後反而招致誤解，但那畢竟是少數。基本上，為了孩子好，還是將情況如實說明較好。

老師是否理解亞斯伯格症孩子的特性，會對他所施給孩子的教育有很大的影響。總之，為了使孩子得到最適切的教育和生活方面的指導，最好與校方和老師有緊密的聯繫。

請老師特別配合的事

如果是小學老師，在授課的進行方面有幾點需要特別費心。教導亞斯伯格症孩子最基本的原則就是盡量放慢速度，傳達訊息時最好使用簡單易懂的語詞。

上課地點變更請盡早提醒

自然科要到實驗室，體育課要到體育館，地點不是通常上課的教室。如果當天有這些課程，請老師一早就提醒孩子。

說話速度放慢

說話速度請盡量放慢。上課時，說完一段要留時間讓孩子做筆記，並且授課過程中，不要突然提問。

指示要清楚

發出指示時，將孩子的名字和所指示的內容清楚說出來。也就是說，要叫哪個孩子做什麼事情，要讓孩子清楚了解。

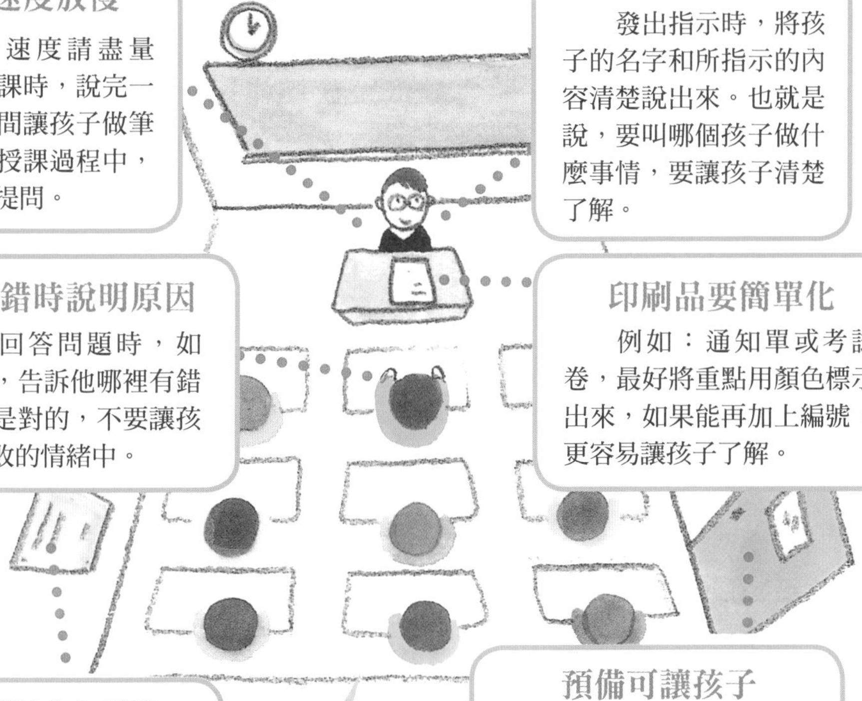

孩子出錯時說明原因

孩子回答問題時，如果不正確，告訴他哪裡有錯誤、什麼是對的，不要讓孩子陷入失敗的情緒中。

印刷品要簡單化

例如：通知單或考試卷，最好將重點用顏色標示出來，如果能再加上編號，更容易讓孩子了解。

盡量減少刺激

在牆壁或黑板上張貼海報或印刷品，會使孩子因刺激過多而注意力渙散，請盡量避免。

盡量營造一個讓孩子容易了解作業流程，和時間分配的環境，當孩子出錯時，用鼓勵代替責備。

預備可讓孩子情緒平靜的地方

當孩子覺得在教室受到壓力而感到痛苦時，可帶他到調整情緒的地方，例如：圖書館或保健室。

中學階段 1

是否參加升學考試要考量本人的意願和特性

每個孩子對於是否參加升學考試，都有不同的自我意識，如果孩子本身並不排斥，也可以克服特性，不妨讓他接受升學考試。

高中、大學仍可期待

亞斯伯格症孩子雖然在學習上有偏科現象，但他們並非完全沒有繼續升學的希望。如果可以發揮他們記憶力、集中力的特長，升高中、升大學仍然是可以期待的。

小學

如果孩子本身和家人對發展障礙的特性沒有充分的理解，會在學習方面出現許多困惑。要接納孩子的特性，並給予所需的支援。

中學

本人開始有自覺意識，思考將來的方向。如果不順應孩子的特性，勉強孩子上補習班拼升學，很可能會引發衍生問題。

討論未來方向

到了中學左右，家人和本人都差不多了解亞斯伯格症的特性。在這個階段，不僅是找老師，還可以找醫師、輔導老師等專家討論，以確認孩子對未來升學之路的意志和適性。

高中

選擇學校的大前提是要符合孩子本身的意願和能力。有許多孩子會設定目標，並藉此發揮自己的能力。

除了高中、大學，還可以選擇專科學校或職業學校。

有的孩子會自我設定明確的目標，並穩定踏實地朝目標邁進。

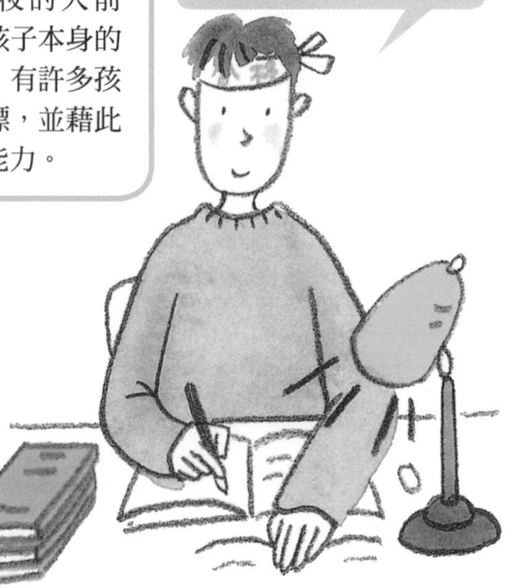

大學

因為可以依照個人興趣選擇科系，因此升學的面向會相對開闊。有的孩子會考慮到將來的出路，就讀專業學校。

不要造成壓力，與孩子深入討論

亞斯伯格症孩子的升學問題，完全要看他本人的想法。由於亞斯格症在想像力和社會性方面有障礙，因此在考試方面往往會面臨較大的困難。如果孩子本身不排斥考試，並且記憶力和注意力都沒問題，不妨考慮接受考試的挑戰。

但要注意，不要超過孩子的程度，以免產生壓力。

有的人目標明確躍躍欲試

如果孩子決定參加升學考試，最好訂出一個目標，而這個目標必須是可以達到的，以促使孩子更集中心力。

有的孩子即使有亞斯伯格症，但懂得自己設定目標，努力用功，並充滿自信地接受挑戰。因此不要先入為主地認定孩子絕對不願參加考試，只要不違反本人的意願，可鼓勵孩子嘗試。

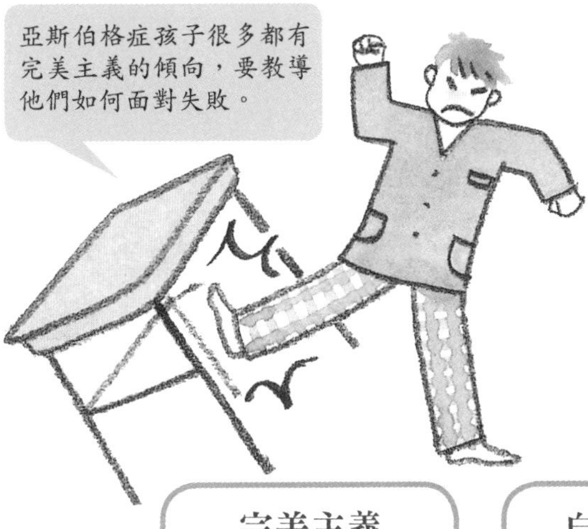
亞斯伯格症孩子很多都有完美主義的傾向，要教導他們如何面對失敗。

避免因考試引起衍生問題

如果繼續升學是出於孩子本身的意願，會給他的人生帶來好的影響。反過來說，不管孩子是否適合，強逼孩子接受入學考試，會令孩子產生壓力，甚至引起衍生問題。父母和周圍的人不要把自己的期待放在第一位，而要以孩子為主體。

完美主義 → **恐慌**

有完美主義的傾向。當答案有錯誤時會陷入恐慌。

● 有必要讓他知道自己做得到和做不到的事。

自卑感 → **不喜歡上學**

成績和學習能力顯著落後其他同學。

● 周圍的人要多強調他的優勢，以建立他的自信。

緊張感 → **身心症**

因學校的考試和補習班的課程感到情緒緊張，引發壓力性身心症。

● 應改變目標，重新設定符合能力的的計畫。

如果過度集中心力在念書上，會造成身心失調，或是為了一個問題就受阻無法前進。因此，孩子的特性是否會成為求學的障礙，必須仔細評估。如果決定參加考試，父母、老師都要給予必要的支援。

在家中找適當機會談論有關「性」的話題

青少年期一個很大的問題，就是漸漸有了性的意識。有關青春期的微妙話題，孩子本身可能無法盡情地談論。

小學高年級起開始出現異性意識

孩子到了十歲左右，會開始知道男女有別，對異性的意識開始萌芽。這時，有的男孩、女孩會走得特別近等等，日常生活中，性的話題增加了。

一個人必須對性有正確的認識，才不會在別人面前做出失禮的舉動，這是人際關係中非常重要的一環。以小學高年級為時間點，教孩子認識有關性的問題。

一味避開不談反而會衍生問題

亞斯伯格症孩子比較不能讀懂他人，以非語言表情所傳遞的訊息，因此進入青春期以後，朋友之間不會放在嘴上說的「性」事，他們往往無法清楚明白。

如果父母與孩子一直避談性的話題，會使孩子做出公然裸露或是說出令人嫌惡的性話題，這樣很容易造成問題。父母須找適當的機會，傳遞相關知識給孩子。

不要讓孩子獨自煩惱

性的問題，無論是對父母或是對孩子來說，都是很難啟齒的話題，但如果完全避開不談，孩子可能因缺乏這方面的知識而獨自煩惱，產生不安和恐懼，因此大人有必要給予協助。

性方面的關心

懼怕異性

有的人對異性開始有意識之後，反而會對異性有恐懼感，不敢和異性交流。

令人無奈

如果成長過程中沒有性問題的意識，很容易公開大聲談論性的話題，令朋友無奈地搖頭。

對性衝動很苦惱

進入青春期，孩子會有性衝動的感覺，這時如果沒有正確的知識，他可能會認為自己哪裡不對勁。

父母共同協力

有些話題由男性來說，較不會令孩子排斥，有些則由女性來說較妥當。父母可以互相搭配。

教導正確的知識

如果大人一味對性知識隱而不談，會讓孩子對性的問題有所誤解，以為那是骯髒的壞事。當然也不是露骨地什麼都談，而是以不引起社交上的隔閡為原則，教給他應具備的知識。

向孩子表明性不是壞事

讓孩子知道「性」並非不好的事，男女在一起共同生活是很正常的。

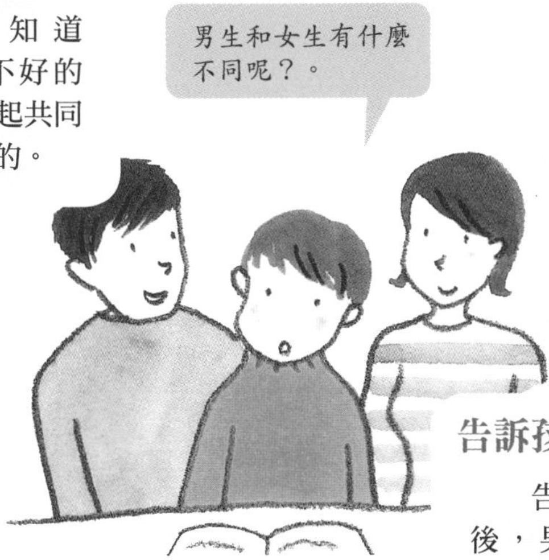

教導孩子性方面的知識

告訴孩子有關性衝動和性行為的正確知識。不可完全依賴學校的性教育，家人之間也有談論的必要。

告訴孩子男女之間的差異

告訴孩子，青春期以後，男女會出現較大的差異。由於身體已和兒童期不同，更衣室必須分開。

在別人面前不可做的事

具體地告訴孩子，在公眾場合不可做出與性有關的行為，也不可以公然地觸碰他人的性器官。

談論未來

和孩子談論戀愛、結婚等將來的話題。要讓孩子對未來的生活抱持希望，不要說出令他沮喪的話。

如果在家中談論，孩子表現出排斥呢？

有的孩子認為有關性的話題是很羞恥的，因此當家人談論的時候，會表現出很排斥。如果還是繼續強行談論，孩子會對性知識感到很痛苦。

在這種情況下，可以先請比較年長的手足，或朋友向他初步說明，之後家人再與他談論，排斥性應會降低。此外，向輔導老師請求協助也是一個方法。

青年階段

就業的可能性很高，但要給予充分的支援

亞斯伯格症孩子對於需要嚴守時間紀律、不停反覆的工作不會感到枯燥乏味，可針對這項優點找適合的工作。如果得到周圍的理解支援，就業是可期待的。

就業前的訓練

在尚未正式工作之前，還有許多複雜的事待解決，最重要的是，他們需要接受專門的訓練及研習，學會必備的技術。許多人在進入高中或大學時，就通過了就業考試。

學習

從學校生活和社交生活可以學到一般常識，提高社會性。

此外，培養自立能力也是很重要的。

作業訓練

練習與工作相關的作業流程，學會應具備的技術。可以在專門學校利用專業設備來學習。

就業

找到工作後，可能要通勤上下班。不能僅以就業為目標，而要能夠持續地做下去。

職前訓練

在正式工作前需接受職前訓練，並實際在雇主面前做做看是否可以勝任。

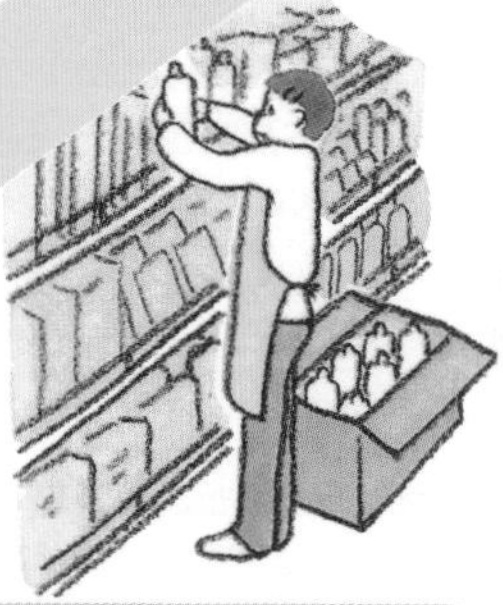

在賣場做補充貨源或陳列商品的工作十分適合。雖然反覆做相同的事，但他們還是會一絲不苟地把東西排得非常整齊。

職前訓練的例子

- 先在料理區清洗碗盤、準備食材，幫忙料理的相關工作。
- 整理汽車或腳踏車零件、學習組裝和塗裝。
- 處理農產品，從栽培、收成到送貨，實際練習各項流程。

離職

有些人因為和同事溝通不良，或是工作品質受到質疑而離職。

離職並不表示失敗，可以改學其他的技術，重新再出發。

支援的有無安定感大為不同

亞斯伯格症孩子長大成人後，漸漸可以順著自己的特性過生活，許多人也可順利就業。由於他們擅長某些工作，不擅長某些工作，因此選擇職業的種類要考量自己的適應性。其中也有些人可以勝任高度專業的工作。

但是他們對需要臨場反應和較為複雜的工作會感到很吃力，所以不適合從事需要隨機應變的工作，最好是有監督，在可以得到支援的狀況下進行。

如果環境適合，他們是最刻苦的一群

如果受到某種程度的支援，他們可以毫無障礙地完成交付的任務，尤其是重複性高、需要不厭其煩、嚴格控制時間的工作，他們從來不叫苦、不偷懶，甚至會不願休息，一直做下去。

總之，只要是環境適合，他們是可以發揮所長的。

職場同仁的配合

如果上司或同事可以帶他做到工作熟練的程度是最理想的。如果發生不是預期中的情況，他們可能會停下來，所以最好是定時檢查一下。

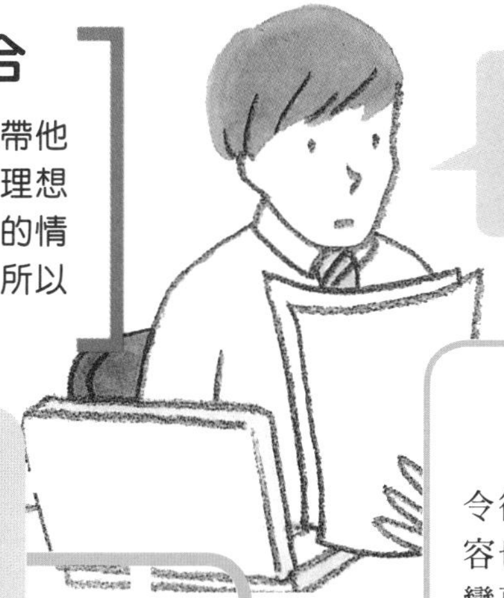

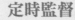

在電腦上具體載明指示的內容，使他們可以在毫無困惑之下完成工作。

周圍的支援

如果接收到的指令很明確，作業的內容也經過確認，如有變更事項提早通知或給予輔助，他們都可以順利地完成工作。

支援

特性的理解

他們對於可以彈性解決的事不能理解，但相對地，他們具備謹守規則的長處。

明確的指示

明確地指示出作業內容。此外，對於他們的作業成果要加以確認，以期在沒有錯誤的情況下完成工作。

定時監督

讓他們單獨面對並解決突發狀況是有困難的，最好要定時監督檢查，給予正確的指導。

如果有足夠的支援，可以將困難降到最低，進而熟練地工作。

如果沒有可以放心討論的對象，得不到支援，並且需獨自面對困難的話，很容易造成離職。

成人階段

獨立、結婚——新生活的注意事項

踏出學校，進入社會工作，如果生活漸趨安定的話，應可成功地邁向獨立了。最重要的是，要尊重本人對未來生活的規畫。

可以自己做到的事慢慢增加了

許多有亞斯伯格症的孩子，最後都可以離開雙親的保護，過著獨立的生活。

如果養成了良好的生活習慣，並且可以適應和他人溝通交流，自己獨立生活並非不可能的。甚至還可以找到適合的工作，閒暇時安排有趣的休閒娛樂，活出充實的人生。

為了過獨立的生活，許多事都要能夠自己完成，因此當孩子尚未獨立前，父母就要在日常生活中，逐步訓練孩子自己動手做分內的事。

即使孩子已有能力獨立在外生活，但家庭的支援還是不可少，這樣才能讓他更加安心。

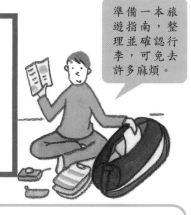

安排休閒娛樂使生活更豐富

亞斯伯格症的人處於自由狀態時，反而會不知所措，但他們並不是對任何事都沒有興趣，只是對無法預測的事會感到不安。如果這一點可以解決的話，是可以安排休閒生活的。

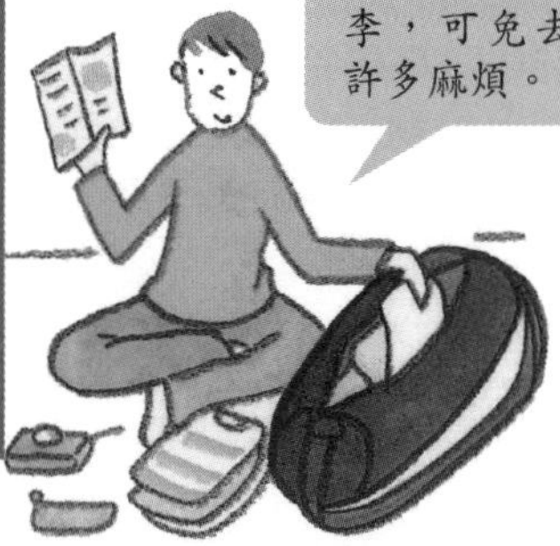
準備一本旅遊指南，整理並確認行李，可免去許多麻煩。

運動

雖然對運動一點也不擅長，但如果有人從旁協助，還是可以獲得樂趣。適合打高爾夫等，不需要太多臨場反應的球類。

旅行

如果可以將出發到返回的行程都預訂清楚，可以充分享受旅行的樂趣。

當義工

也有許多人利用閒暇時間參與公益活動、擔任公園的清掃義工，或協助地方舉辦活動，過充實的生活。

聽音樂

如果適度控制音量，可以藉著欣賞音樂放鬆心情。這是可以由自己決定時間、享受悠閒的活動。

不要把目標設得太高

開始過獨立的生活時，最重要的是不要以一般的標準為目標。要達到結婚、生子、購屋、買車等理想境地不是容易的事，不如順應自己的個性，以自己為主角，尋找適合的生活方式。

理想的人生

如果設定就業、結婚、生產的年齡，會覺得人生喘不過氣來。

交友、戀愛、就業、興趣等，人生有好多事待追求，最重要的是要找到適合自己的。

另一種人生

投入職場雖然是必要的，但如果同時從事公益活動，會使人生更為豐富。

人生有各種可能性，沒有必要鑽牛角尖，只追求某種形式的生活。

如果可以主動把自己的居住環境打掃乾淨，受到別人的感謝，也是一種快樂。

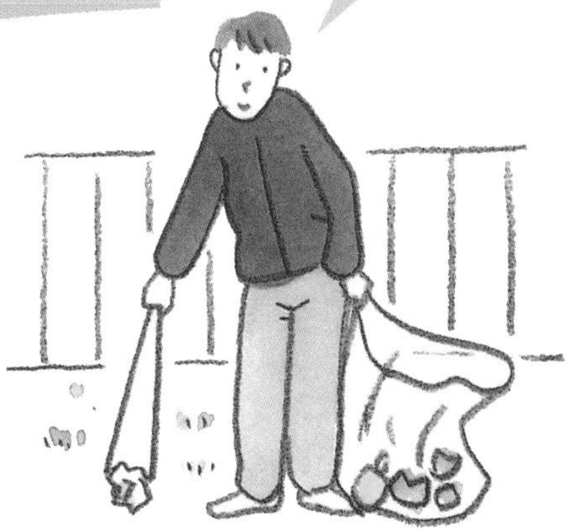

長大成人以後還會有感覺嗎？

有的人長大後不再覺得自己有亞斯伯格症的特性，有的人則是雖有殘留但不明顯。

雖然和人對話還是不十分順暢，較複雜的作業也無法完全勝任，但已幾乎可以用自己的方法超越了。周圍的人與他對應時，也願意調整出較適合他的方式。

經過本身的努力，同時受到周遭溫暖的支援，可以說亞斯伯格症的問題已不再是問題了。

- 不會整理歸納別人的話
- 不會隨機應變
- 不能同時做幾件事
- 經常陷入混亂

只要能想通，未來是充滿希望的！

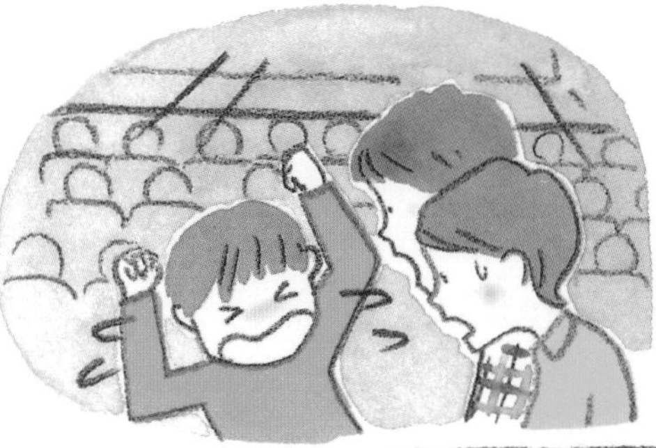

1 之前，只要是孩子陷入痛苦煩惱，我們做父母的就會非常憂心。對著令人摸不著頭腦、沒理由哭鬧的孩子說話，實在是個糟透的經驗。

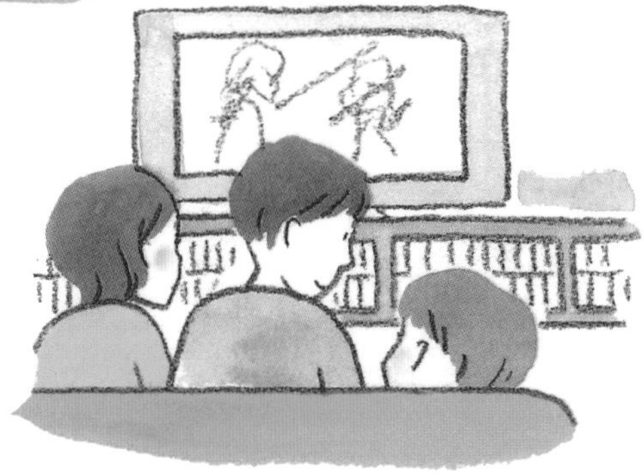

2 現在我們已能面對亞斯伯格症，也漸漸理解孩子的情緒，降低了他的不安。我們將環境調整得更適合孩子，生活中得到了更多的快樂。

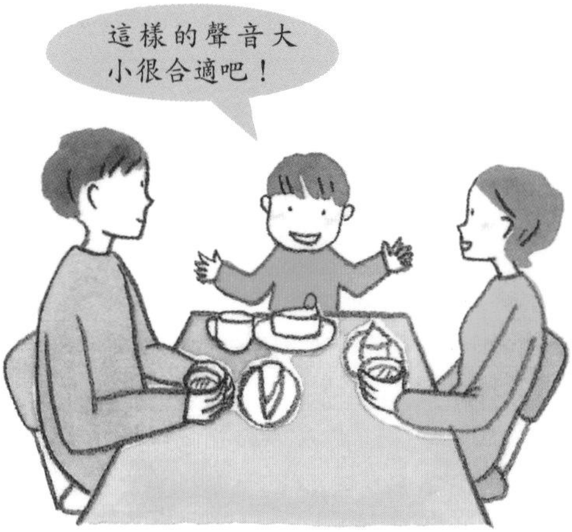

3 我們相信，只要對孩子採取正確的對應，他會慢慢地進步，將來是充滿希望的。我們會永遠支持孩子，讓他擁有更美好的人生。

事實與迷思

從此以後不再只是想矯正孩子的特性，而是真正地接納他。孩子的成長就是我們的快樂。

臺灣地區大專院校特教中心聯絡資訊

（資料來源：教育部特殊教育通報網）

北區

臺北教育大學
- (02)2732-1104
- 臺北市大安區和平東路二段134號

臺北大學
- (02)8674-1111
- 新北市三峽區大學路 151 號

臺灣師範大學
- (02)7734-1111
- 臺北市大安區和平東路一段162號

中原大學
- (03)265-9999
- 桃園市中壢區中北路200號

中區

新竹教育大學
- (03)521-3132
- 新竹市東區南大路521號

彰化師範大學
- (04)723-2105轉5552
- 彰化縣彰化市白沙山莊進德路1號

臺中教育大學
- (04)2218-3394
- 臺中市西區民生路140號

逢甲大學
- (04)2451-7250
- 臺中市西屯區文華路100號

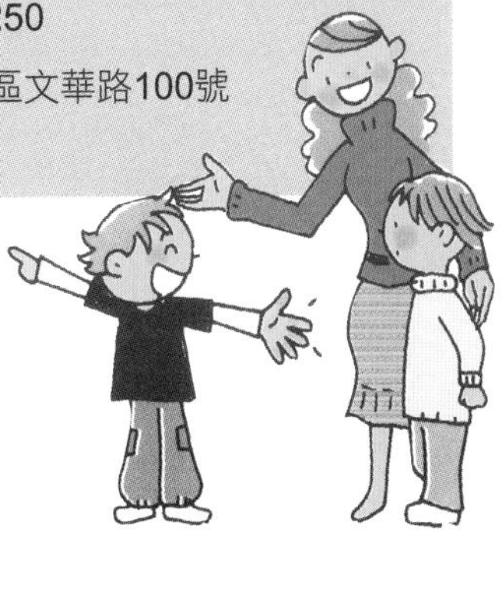

南區

嘉義大學 (05)271-7957 嘉義市東區鹿寮里學府路300號	**屏東大學** (08)766-3800 屏東縣屏東市民生路4號之18
高雄師範大學 (07)717-2930 高雄市苓雅區和平一路116號	**臺南大學** (06)213-3111 臺南市中西區樹林街二段33號

東部

東華大學 (03)863-5000 花蓮縣壽豐鄉大學路二段1號	**臺東大學** (089)318-855 臺東縣臺東市大學路二段369號

臺灣地區相關輔導機構聯絡資訊

財團法人臺灣肯納自閉症基金會
(02)2874-1699
臺北市北投區行義路129號

中華民國自閉症總會
(02)2394-4258
台北市中正區寧波西街62號3樓
E-mail：autism@seed.net.tw

財團法人中華民國自閉症基金會
北部辦公室：(02)2832-3020
臺北市士林區中山北路五段841號4樓之2
南部辦公室：(07)394-3758
高雄市三民區九如一路611巷2號10樓之2
E-mail：fact@fact.org.tw

暢銷修訂版

圖解 亞斯柏格症 有效提升孩子人際力

アスペルガー症候群（高機能自閉症）のすべてがわかる本

監　　修｜佐佐木正美
專業審訂｜張正芬
譯　　者｜申文淑
內文插畫｜奈和浩子、丸山裕子
編輯協力｜Office201
選　　書｜林小鈴
企劃編輯｜蔡意琪

行銷經理｜王維君
業務經理｜羅越華
總 編 輯｜林小鈴

發 行 人｜何飛鵬
出　　版｜新手父母出版・城邦文化事業股份有限公司
台北市南港區昆陽街16號4樓
電話：02-2500-7008　傳真：02-2502-7676
E-mail：bwp.service@cite.com.tw
發　　行｜英屬蓋曼群島商家庭傳媒股份有限公司城邦分公司
台北市南港區昆陽街16號5樓
書虫客服服務專線：02-2500-7718；02-2500-7719
24小時傳真專線：02-2500-1990；02-2500-1991
服務時間：週一至週五上午09:30～12:00；下午13:30～17:00
讀者服務信箱：service@readingclub.com.tw
劃撥帳號｜19863813（戶名：書虫股份有限公司）
香港發行｜城邦（香港）出版集團有限公司
香港灣仔駱克道193號東超商業中心1樓
電話：852-2508-6231　傳真：852-2578-9337
電郵：hkcite@biznetvigator.com
馬新發行｜城邦（馬新）出版集團 Cite(M) Sdn. Bhd.
41, Jalan Radin Anum, Bandar Baru Sri Petaling,
57000 Kuala Lumpur, Malaysia.
電話：603-9057-8822　傳真：603-9057-6622

封面設計｜劉麗雪
內頁排版｜徐思文、李喬葳
製版印刷｜卡樂彩色製版印刷有限公司

2009年06月16日初版
2013年06月26日初版5刷
2016年12月29日二版
2019年03月27日二版3刷
2020年09月15日三版
2024年06月21日三版3.2刷

城邦讀書花園
www.cite.com.tw

Printed in Taiwan

定　　價｜360元
ＩＳＢＮ｜978-986-6616-26-6
ＥＡＮ｜471-770-210-762-8

有著作權・翻印必究（缺頁或破損請寄回更換）

KENKOU RAIBURARII IRASUTOBAN ASUPERUGAA(KOUKINOUJIHEISHOU) NO SUBETE GA WAKARU HON
© Youko Sasaki 2007 All rights reserved.
Original Japanese edition published by KODANSHA LTD. Traditional Chinese publishing rights arranged with KODANSHA LTD. through Future View Technology Ltd.
本書由日本講談社授權城，版權所有，未經日本講談社書面同意，不得以任何方式作全面或局部翻印、仿製或轉載。

國家圖書館出版品預行編目(CIP)資料

圖解亞斯伯格症:有效提升孩子人際力 / 佐佐木正美著;申文淑譯. - 二版. -- 臺北市:新手父母,城邦文化出版:家庭傳媒城邦分公司發行,2016.12
面; 公分. --(好家教系列;SH0064X)
ISBN 978-986-6616-26-6(平裝)

1.亞斯伯格症 2.特殊教育 3.親職教育 4.個案研究

415.988 98006736

廣 告 回 信
台灣北區郵政管理局登記證
北台字第10158號
免 貼 郵 票

104 台北市民生東路二段 141 號 8 樓

城邦文化事業（股）公司

新手父母出版社

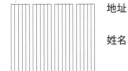

地址

姓名

請沿虛線摺下裝訂，謝謝！

新手父母

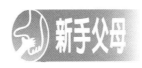

書號：**SH0064Y** 書名：圖解亞斯伯格症 有效提升孩子人際力

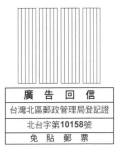

新手父母出版　讀者回函卡

新手父母出版，以專業的出版選題，提供新手父母各種正確和完善的教養新知。為了提昇服務品質及更瞭解您的需要，請您詳細填寫本卡各欄寄回（免付郵資），我們將不定期寄上城邦出版集團最新的出版資訊，並可參加本公司舉辦的親子座談、演講及讀書會等各類活 。

1. 您購買的書名：______________________________
2. 您的基本資料：
   姓名：________________________（□小姐 □先生）生日：民國____年____月____日
   郵件地址：____
   聯絡電話：____
   E-mail：___________________________　□有小孩_____個（_____歲）□尚無小孩
3. 您從何處購買本書：__________縣市____________書店
   □書展　□郵購　□其他_________________________
4. 您的教育程度：
   1.□碩士及以上　2.□大專　3.□高中　4.□國中及以下
5. 您的職業：
   1.□學生　2.□軍警　3.□公教　4.□資訊業　5.□金融業　6.□大衆傳播　7.□服務業
   8.□自由業　9.□銷售業　10.□製造業　11.□食品相關行業　12.□其他_____________
6. 您習慣以何種方式購書：
   1.□書店　2.□網路書店　3.□書展　4.□量販店　5.□劃撥　6.□其他_____________
7. 您從何處得知本書出版：
   1.□書店　2.□網路書店　3.□報紙　4.□雜誌　5.□廣播　6.□朋友推薦
   7.□其他__________
8. 您對本書的評價（請填代號 1非常滿意 2滿意 3尚可 4再改進）
   書名_______ 內容_______ 封面設計_______ 版面編排_______ 具實用性 _______
9. 您希望知道哪些類型的新書出版訊息：
   1.□懷孕專書　2.□0~6 歲教育專書　3.□0~6 歲養育專書
   4.□知識性童書　5.□兒童英語學習　6.□故事 童書
   7.□親子遊戲學習　8.□其他
10. 您通常多久購買一次親子教養書籍：
    1.□一個月　2.□二個月　3.□半年　4.□不定期
11. 您已買了新手父母其他書籍：
    ____
    ____
12. 您對我們的建議：
    ____
    ____
    ____